'말랑말랑' 두뇌 스트레칭

- 알쏭달쏭 추리퀴즈, 마술같은 과학퀴즈, 영어 재치퀴즈, IQ 180 도전퀴즈 -

편저 대한건강증진치료연구회

 법문북스

'말랑말랑'

두뇌

스트레칭

- 알쏭달쏭 추리퀴즈, 마술같은 과학퀴즈, 영어 재치퀴즈, IQ 180 도전퀴즈 -

편저 대한건강증진치료연구회

법문북스

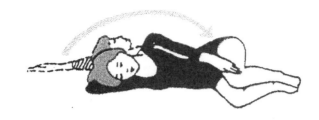

차 례

제1부 추리퀴즈

제2부

알쏭달쏭
추리퀴즈

26문항중 23문항의 퀴즈를 풀수 있다면 당신의 추리력은 명탐정 홈즈와 용호상박!

Q1

맨션 살인사건…

어느날 밤 호화맨션의 한 방에서 인기상승중인 신인 스타 박수희가 살해되는 사건이 생겼다. 그녀는 성격이 지독하다할 만큼 꼼꼼하고 치밀하다. 그녀는 그날도 일기를 몇줄 쓰다말고 급습을 당한 모양인지 상당히 저항을 한 듯 방의 시계가 방바닥에 떨어져 깨어져 있었다. 시계바늘은 9시반을 가르킨 채 멎어 있었다. 아마도 그 시각에 범행이 일어났던 것 같다.

그런데 여기에서 유력한 용의자가 떠올랐다. 그는 평소 그녀와 사이가 나빴던 매니저였다. 매니저는 이렇게 말했다.

"조사해 봐요! 지난밤 9시반 쯤에는 친구와 둘이서 그녀의 맨션에서 9km나 떨어진 곳에서 술을 마시고 있었다구요!"

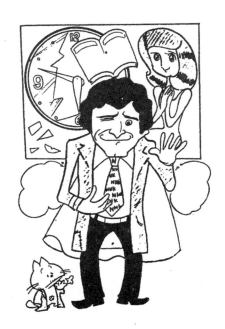

Q2

보스가 숨은 집

여름날 저녁 갱단의 보스를 미행중인 K형사로부터 수사본부에 전화가 걸려왔다.

"보스가 숨은 집을 확인했습니다. 보스가 그 집에 들어가는 장면을 사진으로 찍었어요. 주소는 성동구 신당동 8번지에 있는…"

전화는 거기에서 갑자기 끊어졌다. 갱의 일당에게 들켜서 K형사는 전화박스 안에서 살해되고 말았던 것이다.

하지만 다행히도 K형사가 숨겨갖고 있던 초미니 카메라에는 보스가 집에 들어가고 있는 장면이 확실하게 찍혀 있었다. 그러나 신당동 8번지에는 그 사진과 똑같은 집이 4채나 있어서 어느 집이 보스의 집인지 알 수가 없었다. 다음 그림의 지도를 보고 보스가 들어간 집을 찾아보라!

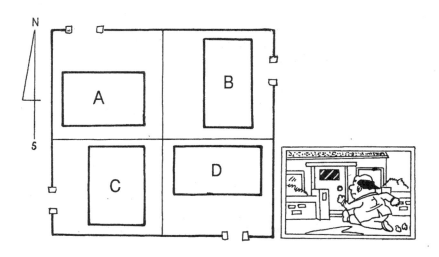

Q3

의문의 도난사건

카메라맨 Y씨가 식사하기 위해 방을 나가서 1시간 후에 되돌아왔다. 그리고 뒤에 안 일이지만 방을 비운 사이 중요한 물건을 도둑맞은 것을 알았다. 방을 나섰을 때와 돌아왔을 때 방의 상태는 다음과 같다. 과연 무엇을 도둑 맞은 것일까?

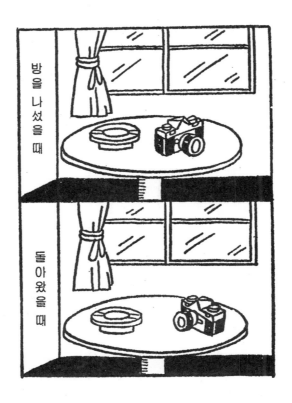

Q4

프로야구 코치 살인사건

어느날 밤 프로야구 싼토스팀의 코치가 팀연습장 근처의 풀숲에서 시체로 발견되었다. 현장의 상태는 아래 그림과 같다. 이 코치는 귀신 코치라는 별명이 붙을 만큼 엄격하기로 유명한 사람으로 시체의 머리엔 야구배트로 맞은 흔적이 있었다. 범인은 심하게 당황했던지 현장에 야구용구를 버려둔 채 도망쳤다. 수사과정에서 범인은 아무래도 이 팀의 선수인 것 같다는 추리가 나왔고 용의자로서 다음의 3명이 떠올랐다.

① 3루수 강타석(우완투, 좌타자)
② 외야수 공만루(우완투, 우타자)
③ 투수 변강수(좌완투, 우타자)

과연 진범은 누구일까?

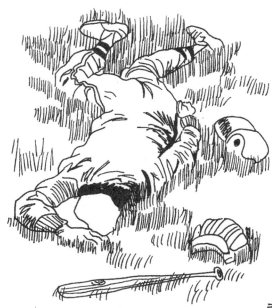

Q5

디자인 센스는 몇점?

당신의 디자인 센스를 테스트해 보자. 숫자가 비어 있는 곳에
당신의 센스로 가장 알맞은 모양을 그려 넣어보라.

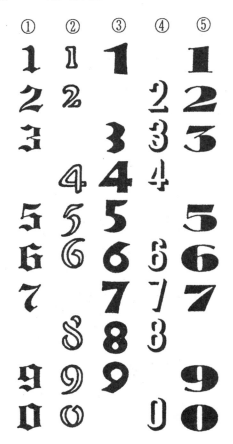

Q6

강아지는 알고 있다

어떤 도둑놈이 빈집을 털고 막 거리로 나와서 태연하게 걷고 있었다. 마침 순찰을 돌던 K순경이 그의 표정에서 수상쩍음을 느끼고 불심검문을 했다.

경찰: 잠깐!

도둑: 으윽! 왜…왜 그러시죠?

경찰: 당신 빈집털이지?

도둑: 당치않은 말씀이세요! 이 집은 우리 친척집이라구요!

경찰: 그렇다면 이 집 사람에게 증명해 달라고 합시다!

도둑: (빈집이라서 털었는데 누가 있을리 없지… <u>흐흐흐</u>…)

그때 그 집 강아지가 문틈으로 달려나오더니 낑낑거리며 도둑에게 매달렸다. 도둑은 강아지를 안아들고는 "자! 보세요. 강아지도 친척이니까 나를 알아보고 좋아하잖아요?" 하고 말한 다음 "얘, 메리! 그만 집에 돌아가거라. 응~!" 하면서 강아지를 놓아주었다. 강아지는 아장아장 걸어서 전주쪽으로 가더니 다리를 들고 오줌을 싸는 것이었다. 그것을 본 경관 왈 "역시 넌 도둑이야!"

도둑: 그걸 어떻게 알아냈지…

경관은 범인이 거짓말을 한다는 것을 무엇을 보고 알아냈을까?

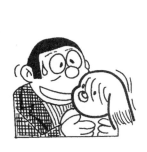
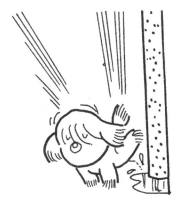

Q7

이 여자가 범인?

악질적으로 돈을 벌어모으는 K사 사장에게는 언제나 원한을 품고 기회를 노리는 사람이 많았다. 그런데 오늘은 눈이 보이지 않는 여자 안마사가 찾아왔다. 그녀의 소지품은 사진과 같다. 자~이 사진의 물건들을 보고 그녀가 K사장을 살해하려고 찾아온 것인지 안마를 해주려고 온 여자인지 판단해 보자.

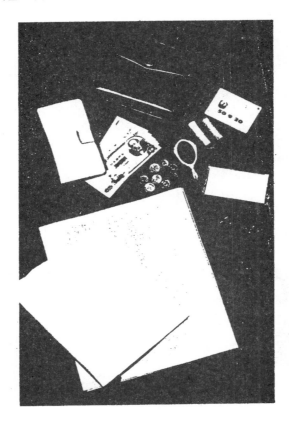

Q8

강으로 도주한 범인

영식이와 삼수는 미술학원에 다녀오던 중 어떤 사건을 목격했다. 길가에·접한 강가의 다리 위에서 꺄악~! 하고 들려오는 비명소리에 놀라 쳐다보았다.

영식, 삼수: 뭐, 뭐지? 누가 싸우나봐!

범인: 앗! 들키고 말았군.

순찰경관: 거기서 뭐하고 있는 거야!

순간 범인은 강물로 뛰어들었고 현장에 달려가보니 웬 여자가 가슴에 칼을 맞고 쓰러져 있었다.

순찰경관: 정신차리세요! 누가 이런 짓을…?

피해자: S동… K맨션… 으…윽… 김…성… 윽!

여기까지 말한 피해자는 말을 마치지 못하고 숨을 거두고 말았다. 경찰과 두 소년은 즉시 K맨션으로 달려가 관리인에게 물은 끝에 K맨션에 사는 악단에서 북치는 김성남이라는 사나이와 코메디언인 김성호라는 사나이 2명을 용의자로 일단 소환했다.

김성남: 농담마세요. 난 줄곧 북 치는 연습을 하고 있었다구요!

김성호: 핫하하하~ 사람 웃기는 것이 직업인 내가 사람을 죽이다니 말도 안돼요. 난 줄곧 방에 있었는걸요.

두 사람은 극구 부인하는 것이었다.

순찰경관: 범인은 강으로 뛰어들었고 우리보다 겨우 한발 먼저 왔을텐데…

영식: 그러니까 범인은 옷갈아 입기에도 바빴을 거예요. 앗! 범인을 알았어요.

두사람은 화들짝 놀랐다. "이 사람이 살인범이에요!"하고 영식이가 두 사람중 한 사람을 지명했다. 지명한 범인은 김성남일까? 김성호일까? 그리고 그 이유는?

Q9

상자 속을 추리한다

상자 속에 빨강, 파랑, 하양 등 3가지 색깔의 구슬이 들어있다. 어느 구슬도 10개 이하이며 빨강 구슬이 가장 많고 다음은 파랑 구슬, 흰 구슬이 제일 적다.

방금 상자 속으로부터 6개의 구슬을 꺼냈는데 빨강 구슬이 4개, 파랑 구슬이 2개였다. 이때 상자 속에는 흰 구슬이 가장 많으며 다음은 파랑 구슬이, 빨강 구슬은 제일 적게 남아 있다. 여기에서 빨강, 파랑, 흰 구슬의 총 수에 대한 다음의 설명 5가지 중 어느 것이 정답일까?

① 어떤 구슬도 5개 이하는 없다
② 적어도 빨강 구슬은 5개 이하이다
③ 파랑 구슬은 6개가 아니면 안된다
④ 구슬 갯수의 차는 1개씩이다
⑤ 구슬 갯수의 차는 2개씩이다

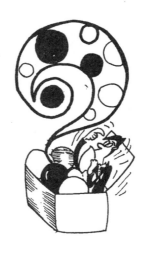

Q10

수수께끼의 흑과 백

구미에서 유명한 『수수께끼의 흑과 백』이라는 퍼즐을 소개한다. 흑인에게 있어서는 잔인한 얘기일 수 있으나 이것은 어디까지나 퍼즐에 불과하므로 이해해줄 것이라 믿는다.

선장 이외에 백인과 흑인을 각각 15명씩 태운 배가 난파당하여 승무원을 절반으로 줄이지 않으면 배가 침몰할 위급한 상황에 놓여 있었다. 백인 선장은 승무원 30명을 그림처럼 원형으로 세우고 화살표 방향으로 번호를 부르게 하여 10번째 사람을 차례로 바다 속에 던져넣는 방법으로 승무원의 절반인 15명을 죽였다. 그런데 그 결과 남은 15명은 모두 백인이었다고 한다. 과연 선장은 처음 어떤 사람부터 번호를 부르도록 명령했을까? A, B, C 3명 중 고르도록.

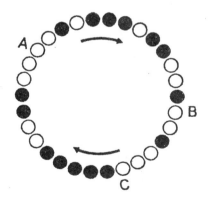

Q11

살인광의 잠복

미국 서부의 황량한 벌판의 한가운데를 가로지르는 외길이 있다. 그 길가에 세단차를 세우고 당신을 기다리는 복병의 사나이가 있었고 세단차의 몸체에는 흰 페인트로
I would like to shoot you! 라고 써 있었다.
사람들은 "당신을 쏴죽이고 싶다!" 라고 하는 소름끼치는 이 말에 가슴이 철렁했다. 당신은 이 낯선 땅에서 사살 당하지 않으면 안되는 것일까?

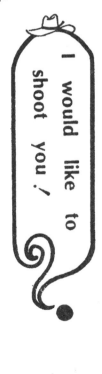

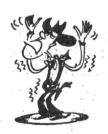

Q12

퍼즐 백년전

누구든지 한 번은 가지고 놀았을 '15게임'은 미국의 유명한 패즈리스트, 샘, 로이드가 백년 전에 발명한 것이다. 따라서 당신은 지금부터 갑자기 특허출원을 하겠다고 해서는 안된다. 자, 그럼 이 '15게임'을 지금은 완구점 등에서 팔고 있지만 원리가 마찬가지인 이 문제는 그림 ①과 ②중 어느 쪽이 빨리 몇번 안에 완성할 수 있을까?

1	2	3	4
5	6	7	8
9	10	15	11
13	14	12	

1	2	3	4
5	6	7	8
9	10	11	12
13	15	14	

Q13

암호는 어디에?

"자, 이제 전화번호를 순순히 말해라. 그러면 목숨은 살려주지!"
"절대 말할 수 없다!"
적이 알고자 하는 그 전화번호는 적이 노리는 저명인사가 기거하고 있는 장소의 전화번호로 009호만이 알고 있고 동료 첩보원 007호에게 알려줘야 하는 것이었다.
끝내 전화번호를 밝히지 않은 009호는 적에 의해 사살되고 적은 009호의 옷과 소지품을 샅샅이 뒤졌지만 전화번호를 찾을 수가 없었다. 그리고 벽에 손톱으로 긁은 자국으로 9901이라고 적힌 숫자를 찾아내어 그 번호를 가진 모든 국번의 전화를 조사했지만 허사였다. 그러면 죽음을 눈앞에 둔 009호는 왜 그런 번호를 벽에다 새겼을까?

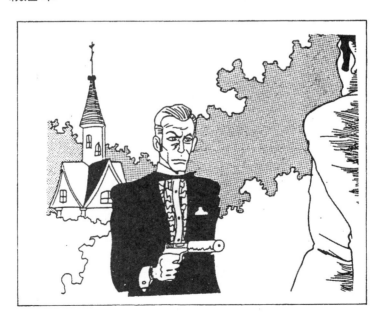

Q14

어려운 계곡 건너기

절벽의 이쪽에 두 사람의 백인과 두 사람의 인디언, 그리고 한 사람의 흑인이 있다. 이 5명이 계곡에 걸려있는 수동식 곤도라를 타고 저편으로 건너려 했지만 곤란하게도 이 곤도라에는 한꺼번에 2명밖엔 탈 수 없다.

게다가 백인은 흑인과 함께라면 참을 수 있지만 인디언과는 죽어도 싫다고 한다. 또 곤도라는 누가 건너간 다음에 반드시 한 사람이 끌고 와야 한다. 그렇다면 이 곤도라를 몇번 써야만 전원이 저편으로 건너갈 수 있는가?

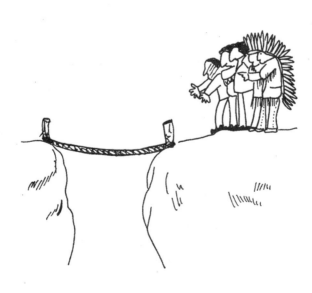

Q15

거울문자의 함정

　「거울문자」 라는 것은 거울에 비친 것처럼 좌우(左右)가 거꾸로 된 문자를 말하는데 다음 그림은 모두 거울문자의 요령으로 찍어낸 것이다. 제대로 거울에 비친 것처럼 그려져 있는 것은 어느 것일까?

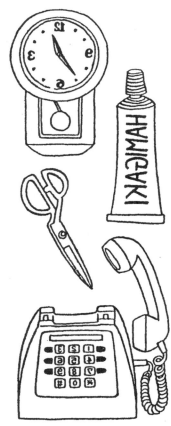

Q16

이게 멀까?

①, ②는 각각 한 개의 물건을 각도를 바꾸어 본 부분도(部分圖)이다. 정확하게 3개 부분의 그림을 보고 그 물체가 뭔지 알아 맞추어 보라.

①   ②

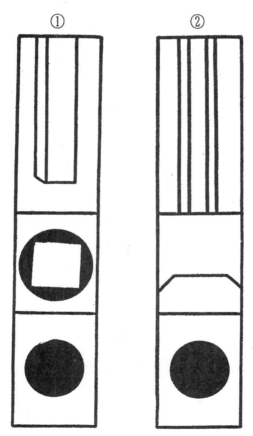

Q17
교차하는 6개의 직선

원의 안에 3개의 직선을 그으면 최고 7개의 부분으로 분할 할 수 있다. 그렇다면 같은 방법으로 6개의 직선을 그어 되도록 많은 부분으로 분할해 보자. 대체 얼마나 많이 나눌 수가 있을까?

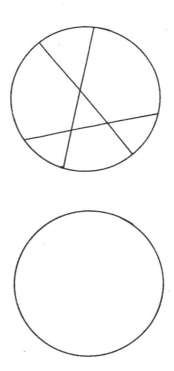

Q18

사라진 천만원

박형사: 여보세요! N서 수사과입니다!

신고자: 큰일났어요. 우리 아들이 유괴당했어요. 빨리 좀 와주세요.

긴급출동한 김형사와 박형사 "음… 협박장이군. '아들을 돌려받으려면 천만원을 보스톤 백에 넣어 오늘밤 12시 A공원 옆의 벤치 밑에 놓으시오!'라고 써 있는데."

신고자: 돈은 이미 준비해 놓았습니다.

김형사: 그럼 일단 시키는 대로 합시다. 뒷일은 저희에게 맡기시고…

여기는 A공원, 밤 12시…. 웬 여인이 벤치 밑에서 돈이 든 보스톤 백을 찾아 택시를 타고 떠난다. 뒤따르는 김형사 일행은

"지금 여자를 태운 택시를 추적중입니다."

"보스톤 백을 든 여자는 역에서 내렸습니다. 미행을 계속하겠습니다."

여자는 백을 대합실 한쪽에 있는 보관함에 넣고 어딘가로 갔다.

김형사: 난 여자를 쫓을테니 자네는 보관함을 지켜보게!

박형사: 네, 알았습니다.

하지만 여자를 미행하여 취조해 보니 여자는 범인을 전혀 모르는 단순한 하수인이었다. 보관함도 조사해 보니 보스톤 백에는 아무것도 없었다. 그렇다면 돈 천만원은 어디로 사라졌고 범인은 누구일까?

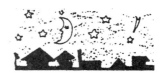

Q19

거짓말을 간파하라

K제약의 P씨는 부산지사에 새로 발명한 약품의 제조법을 설명한 서류를 전달하러 가는 열차 안에서 큰 실수를 하고 말았다고 한다.

P씨의 말에 의하면 침대차의 창가에 서류를 놓고 조사하는 도중 차장으로 변장한 산업스파이가 침입, 느닷없이 창문을 여는 바람에 서류가 풍압 때문에 침대칸으로 흩어졌으며 그중 한 페이지를 갖고 도망쳤다는 것이다. 그러나 이 말에 거짓이 있다는 것이 밝혀져 P씨가 산업스파이임이 밝혀졌다는데 그 거짓말이란 어떤 것이었을까?

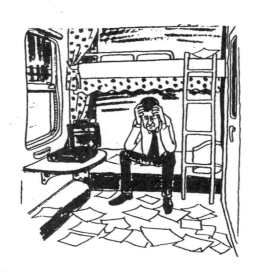

Q20

앵무새는 알고 있다

한창 인기정상을 누리고 있는 가수 미미가 자기 아파트 거실에서 총격에 의해 살해당한 사건이 발생하였다. 긴급출동한 형사기동대가 현장에 도착해 보니 미미는 자신의 상처에서 나온 피를 손가락에 묻혀 Swk 모양을 그려놓고 죽어있었다.

A형사: S는 범인의 이름을 의미하는 것일까?

그때 앵무새가 "범인은 신이다! 신이다!"하고 울어댔다.

B형사: 뭐? 신이다? 죽기직전에 앵무새에게 범인의 이름을 기억시켰나봐.

결국 2명의 용의자가 용의선상에 올랐다. 하나는 프로야구 선수인 신삼석, 또 하나는 프로골퍼인 신소술.

A형사: 둘이 성이 신씨에다 이름도 S로군

B형사: 알았어! S자의 의미를… 범인은 바로 저놈이야!

B형사가 가르킨 범인은 과연 누구일까?

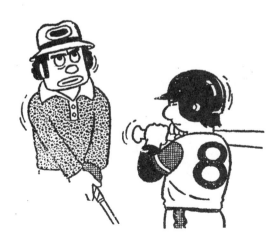

Q21

가벼운 수수께끼

1. 한 목의 트럼프 속에서 『킹』의 눈은 전부 몇 개나 있을까?
   (킹은 모두 4장이다)
2. 성경에서 유명한 이야기인 창세기 중에서 아담에게 사과를
   먹으라고 유혹한 동물의 이름은?

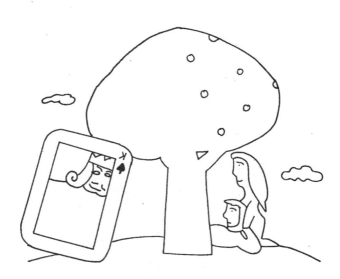

Q22

손해인가 이익인가?

친구들과 가위 바위 보를 했다.

"만일 내가 이기면 네가 가지고 있는 바둑알을 절반 내게 줘야 해. 만일 내가 진다면 네가 가지고 있는 바둑알 절반 만큼을 줄게." 라고 제의한 뒤 시작했다. 물론 그 계산은 매번마다 하는 것이다.

그리하여 몇번 한 다음, 이기고 진 횟수가 똑같아졌으므로 그만 두었는데 손해를 보았을까? 이익을 보았을까?

그 "만약 이긴다면 네가 갖고 있는 바둑알 절반을 나에게 줘. 내가 진다면 네가 갖고 있는 돌과 같은 수 만큼 줄게."

라고 제의한 뒤 시작하여 승부의 횟수가 같았다고 하면 어떻게 될까?

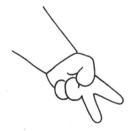
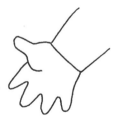

Q23
누가 누구와 결혼하는가?

"이 가을에 나는 세 쌍의 결혼식 주례를 부탁받아 바쁘기가 짝이 없답니다"

"호호, 그거 대단하신데…"

그런데 남의 얘기를 좋아하는 어떤 사람이 누가 누구와 결혼하는지 일일이 묻고 돌아다녔다고 합니다.

① 처음 A군에게 물어보니 A군은 X양과 결혼한다고 한다
② 그래서 재빨리 X양을 만나보니 X양은 C군이라고 한다
③ 놀란 그 사람은 곧 C군에게 물어보았던 바, C군은 Z양이라고 한다.

뭐가 뭔지 어리둥절해진 그 사람은 더 이상 물어보지 않기로 했다는데 사실은 이 세 사람이 일부러 장난삼아 거짓말을 했다고 합니다.

이 이야기에서 남자는 A, B, C 세 사람이며, 여자는 X, Y, Z 세 사람으로 실제로는 누가 누구와 결혼하는 것인가?

Q24

원인과 결과의 순서?

일반적으로 원인이 앞에 있고 결과가 그 뒤를 따른다고 생각하고 있으며, 또 그것이 순서적이다. 그러나 간혹 결과가 앞에 있고 원인이 그 뒤에 따라오는 경우를 볼 수가 있다. 바로 공원이나 거리에서이다. 그것은 어떤 광경일까?

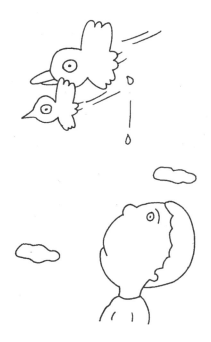

Q25

콜라를 마시자

여기에 콜라 한 병이 있다. 콜라를 마시려면 병마개를 따야 하는데 병마개를 따지 않고도 마시는 방법은 없을까? (물론 병을 깨뜨려서는 안된다.)

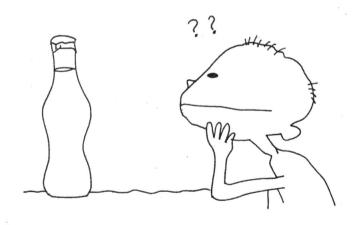

Q26

느림보 시계

1시간에 1분을 가는 시계가 있다. 정오에 시계를 맞추면 3시간 후에는 몇시 몇분을 가리킬까?

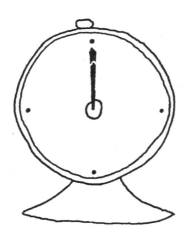

낙엽

시몬, 나무 잎새 떨어진 숲으로 가자.
낙엽은 이끼와 돌과 오솔길을 덮고 있다.

시몬, 너는 좋으냐? 낙엽 밟는 소리가.

낙엽 빛깔은 정답고 모양은 쓸쓸하다.
낙엽은 버림받고 땅위에 흩어져 있다.

시몬, 너는 좋으냐? 낙엽 밟는 소리가.

해질 무렵 낙엽 모양은 쓸쓸하다.
바람에 흩어지며 낙엽은 상냥히 외친다.

시몬, 너는 좋으냐? 낙엽 밟는 소리가.

발로 밟으면 낙엽은 영혼처럼 운다.
낙엽은 날개 소리와 여자의 옷자락 소리를 낸다.

시몬, 너는 좋으냐? 낙엽 밟는 소리가.

가까이 오라, 우리도 언젠가는 낙엽이니
가까이 오라, 밤이 오고 바람이 분다.

시몬, 너는 좋으냐? 낙엽 밟는 소리가.

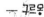

— 구르몽

34

마술같은
과학퀴즈

과학은 우리들의 생활 속에 있습니다! 한번 도전해 보세요!

Q1

점토도 물에 뜬다?

나무가 물에 뜬다는 것은 상식이다. 일원짜리를 물에 뜨게 할 수도 있다는 사실을 아는 사람도 있을지 모르겠다. 수면에 조심조심해서 놓으면 물이 표면장력의 작용으로 일원짜리를 뜨게 할 수도 있다. 그렇다면 공작용 점토를 물에 띄우는 방법을 생각해내 보라.(물에 뜨지 않는다고 대답하면 미워할거양~)

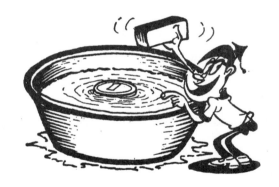

Q2

무거워진 빈 컵?

철수는 그림처럼 같은 무게의 빈 컵 2개를 매단 천평저울을 만들었다. 그리고 또 하나의 빈 컵을 가지고 와서 매달려 있는 한쪽 컵에 뭔가를 붓는 시늉을 했다. 그러자 저울은 크게 균형을 잃고 기울고 말았다. 가지고 온 '빈 컵'에서 저울의 빈 컵에 무엇을 넣은 것일까?

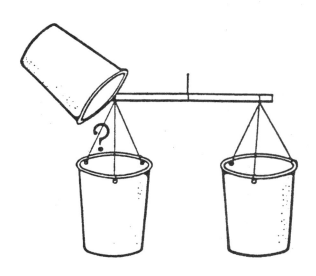

Q3

녹지 않는 각설탕

A와 B는 어머니로부터 물건을 사오라는 부탁을 받았다. 게임을 좋아하는 A는 부엌에 가서 물이 든 컵 2개를 가지고 와서는 "여기에 있는 각설탕을 컵의 물속에 넣고 빨리 녹는 쪽이 물건사러 갔다오면 어떨까?"하고 내기를 걸어왔다. 늘 게임에서 지기만 하는 B는 오늘이야말로 이기고 말겠다고 찬성을 했다. 그런데 어떻게 된걸까? B의 각설탕은 한쪽 귀퉁이부터 조금씩 녹기 시작하는데 A의 각설탕은 조금도 녹지를 않는 것이었다. 어쩔수 없이 물건을 사들고 B가 돌아왔을 때까지도 A의 각설탕은 모양을 남기고 있었다. A는 어떤 방법을 쓴 것일까?

A

B

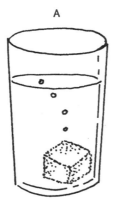
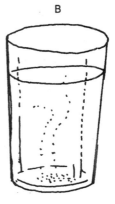

Q4

물 흘리면 나빠!

컵에 물이 하나 가득 들어 있다. 이 컵속에 든 물을 한 방울도
흘리지 말고 각설탕 1개를 넣어보라.
컵에 열을 가해서 물을 증발시키거나 마셔서는 안된다.

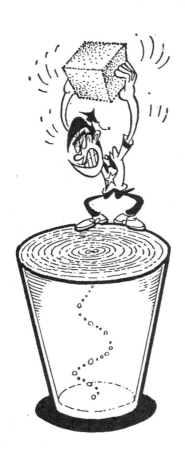

Q5

괴력의 젓가락

철수: 이 컵을 젓가락을 이용해서 들어올려 봐!
영희: 그쯤이야 쉽지.
영희는 손으로 젓가락을 잡고 컵을 집어올렸다.
철수: 그렇다면 컵을 무겁게 하기 위해서 컵안에 쌀을 가득 채
　　　워넣은 다음 쌀을 한 알도 흘리지 않고 들어올려 봐.
영희: 조금 무겁다고 해도 방법이야 같지.
영희는 젓가락으로 그럭저럭 컵을 들어올렸다.
철수: 그럼 이번에는 젓가락 1짝으로 들어올려 봐. 물론 젓가락을
　　　꺽어서 2개로 만드는 것은 금물이야.
영희: ………?
어떻게 하면 젓가락 1짝으로 해낼 수 있을까?

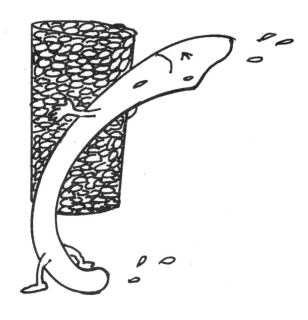

Q6

물을 마신 것은 누구?

대야에 물이 들어있다. 그 속에 그림과 같이 컵을 덮는다. 양초 1개를 사용하여 컵속에 대야의 물을 빨아 올리는 방법을 생각해 보자.

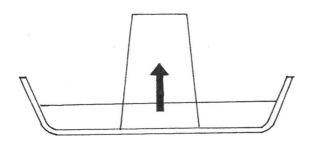

Q7

병속의 달걀

그림을 보시라. 병속에 달걀이 들어있는데 분명히 생달걀 임에도 원형 그대로이다. 병의 입구는 매우 좁아서 손가락 2개가 겨우 들어갈 정도인데 어떻게 이 작은 병에 계란을 넣었을까?

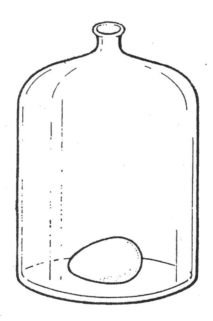

Q8

얼음을 실로 낚는 법

컵에 얼음이 떠있다. 이 얼음을 한 가닥 가는 실을 사용하여 들어올릴 수 있을까? 물론 실로 얼음을 묶어서 낚아올리는 것은 절대 안되며 서두르지 않으면 얼음이 녹아버릴 위험까지 있다. 그런데 옆을 보니 소금이 있다. 그냥 심심해서 소금을 거기에 놓아두었을까?

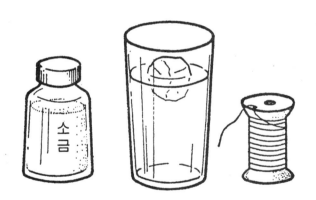

Q9

나도 투명한게 좋아

집에서 얼음을 만들 때 허옇고 불투명하게 되는 경우가 많다. 하지만 A는 늘 깨끗하고 투명한 얼음을 만들어 먹는다. A는 어떻게 얼음을 만들길래 내가 만든 것하고 차이가 나는 걸까?

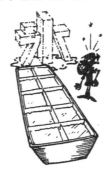

Q10

철사줄 통과시키기

얼음을 쪼개지 않고 철사줄을 얼음 위에서부터 중심부를 통과하여 밑까지 통과시켜보라.

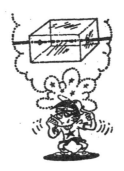

Q11

시원한 아이디어

아주 더운 여름날 A와 B는 피크닉을 갔다. 두 사람 모두 같은 수통을 어깨에 메고 걷고 있었다. 한참을 걷다 목이 말라 수통의 물을 마셨는데 B의 물은 미지근한데 A의 물을 마셔보니 B의 것보다 훨씬 시원한 것이었다.

같은 물을 넣었고 같은 수통인데 어떻게 해서 A의 물은 B의 물보다 차가울 수 있었을까?

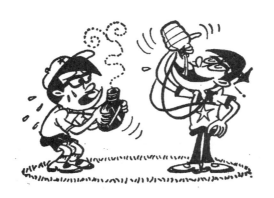

Q12

변덕스러운 물

철수는 영희에게 컵을 하나 들게 했다. 컵속에는 물에 뭔가가 섞여서 뿌옇게 흐려있었다.

철수: 다른 컵과 바뀌지 않게 꼭 잡고 있어!

영희: 응! 알았어!

철수: 보다시피 컵 속에 뿌옇게 흐린 물이 들어있지? 그럼 눈을 감고 잠시만 기다려봐! 하나, 둘, 셋! 그만 눈을 떠봐!

눈을 뜨고 보니 조금 냄새가 났었지만 컵 속의 물은 투명하게 맑아 있었다.

철수: 그럼 다시 눈을 감아봐! 하나, 둘, 셋! 자, 눈을 떠봐!

영희: 으잉? 다시 뿌옇게 흐린 물이 됐잖아?

도대체 철수는 어떻게 이런 요술을 부렸을까?

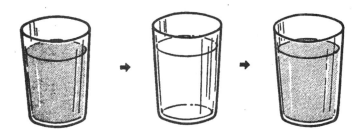

Q13

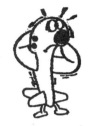

1. 비행기가 이·착륙 할 때 어떤 풍향(風向)
   이 가장 좋을까?
   Ⓐ 바람을 안는 것이 좋다
   Ⓑ 바람을 등지는 것이 좋다
   Ⓒ 이륙은 바람을 등지고, 착륙은 바람을
      안는 것이 좋다.

2. 젖빛유리(불투명유리)의 까끌까끌한 면에
   물을 바르거나 셀로판 테이프를 붙이면
   투명해 보인다. 왜 그럴까?
   Ⓐ 유리의 울퉁불퉁한 면이 메꾸어지기
      때문
   Ⓑ 빛이 전부 흡수되므로
   Ⓒ 유리가 공기에 접촉되지 않으므로

3. 비타민 B에는 B_1, B_2, B_3 등의 번호가 붙
   어있다. 이 번호는 무엇을 나타내는 것일
   까?
   Ⓐ 약이 만들어진 순서
   Ⓑ 발견된 순서
   Ⓒ 몸에 이로운 순서

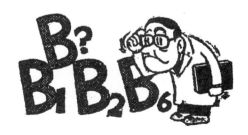

Q14
녹은 얼음은 어디로?

철수: 절대 흘러넘치지 않아!

영희: 무슨 소리야? 넘치는 게 당연하다구.

철수와 영희는 컵의 입구까지 물을 가득 채우고 얼음을 띄웠다. 잘보면 컵의 입구에 떠있는 얼음은 위로 올라와 떠있다. 영희는 얼음이 녹으면 떠올라 있는 것만큼 물이 넘친다고 하고 철수는 넘치지 않는다고 주장한다. 어느 쪽이 바른 주장일까?

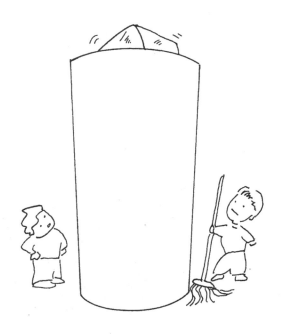

Q15

한겨울의 극기대회

"자, 이제부터 극기대회를 시작하겠습니다. 여기에 물이 들어있는 컵이 있습니다. 이 물에 얼음을 넣으세요. 얼음의 크기는 모두 똑같습니다. 넣으셨으면 컵을 잘 흔들어 주세요. 이제 준비는 끝났습니다. 자! 이제 시작신호가 울리면 각자 자기 앞의 컵 속에 손가락을 넣어주세요. 가장 오래 견디는 사람이 이 대회의 우승자입니다! 시이작~!"

한겨울에 열린 극기대회의 참가자는 철수를 포함해서 5명, 물론 시합을 주최한 철수에게는 여유있게 우승할 자신이 있다. 과연 철수는 어떤 조치를 했을까? 장갑을 끼거나 손에 무엇을 바르는 따위는 용납되지 않는다.

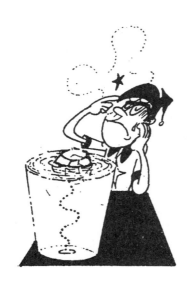

Q16

녹지않는 얼음

키가 큰 컵 속에 물과 얼음을 넣고 물만을 끓게 해보라. 뭐? 간 단하다고? 문제를 잘 읽어보라. 끓게 하는 것은 물뿐이다. 얼음은 절대로 녹이지 않고 그대로 남겨두어야 한다. 사용해도 좋은 것은 물을 끓게 할 불과 한 장의 헝겊 뿐이다.

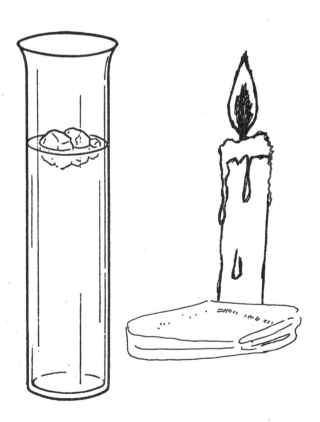

Q17

침몰하는 종이배

세수대야에 물을 채우고 종이로 만든 작은 배를 띄웠다. 이 떠 있는 배안에 한 방울의 물도 넣지않고 세수대야의 바닥으로 배를 잠기게 해보라. 단, 컵을 사용해도 좋지만 물을 세수대야에서 퍼내 어서는 안된다.

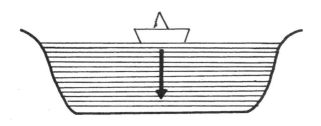

❋ 잠깐만 쉬었다 가죠. 벤치 ②

가을날

주여, 때가 되었습니다. 여름은 아주 위대했습니다.
당신의 그림자를 해시계 위에 놓으시고,
벌판에 바람을 놓아주소서.

마지막 과일들을 결실토록 명하시고,
그것들에게 또한 보다 따뜻한 이틀을 주시옵소서.
그것들을 완성으로 몰아가시어
강한 포도주에 마지막 감미를 넣으시옵소서.

지금 집없는 자는 어떤 집도 짓지 않습니다.
지금 외로운 자는, 오랫동안 외로이 머무를 것입니다.
잠 못 이루어, 독서하고 긴 편지를 쓸 것입니다.
그리고 잎이 지면 가로수 길을
불안스레 이곳저곳 헤맬 것입니다.

— 릴케

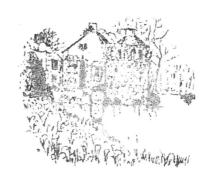

52

영어
재치퀴즈

"국제화 시대에 이정도 쯤이야." 과연 그 소리가 퀴즈를 푸는 중에도 나올까?

Q1

극비문서 해독!

다음의 문제는 미국의 CIA직원 모집 시험문제이다.

아래 문자의 나열은 얼핏보면 아무 의미도 없는 것처럼 보이지만, 사실은 그 모두가 중요한 비밀문서이다. 암호 해독의 열쇠가 되는 secret codes를 발견하여 바른 글로 고쳐라.

1. DNES SIHT EGASSEM OT MIH TAHT I EVOL MIH.
2. MEETBMEBATBTHEBCAFEBAT BTENBPMB.
3. XLMTIZGFOZGRLMH GLN!

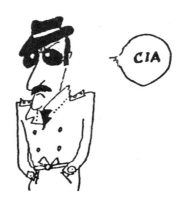

CIA

Q2

S선생의 편지

개화 초기에 영어를 일찍 배운 선각자 S선생이 B학당에서 교편을 잡고 있을 때의 일이다. S선생의 손자가 장가를 들었는데, 선생은 문하생 중의 한 사람에게 영어가 섞인 다음과 같은 편지를 썼다고 한다.

"…와이프를 얻기는 했지만 에이지가 포오틴 유슬레스지 뭔가."

이 말은 어떤 의미일까?

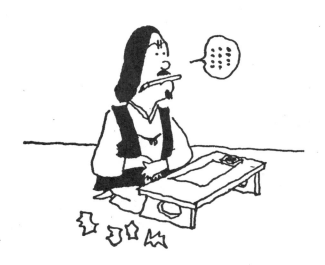

Q3

소리퀴즈

장소가 달라지면 물건도 다르다. 태평양을 사이에 두고 멀리 떨어져 있는 우리나라와 미국의 경우, 동물의 울음소리 뿐만 아니라 그밖의 모든 소리까지도 표기방법이 모두 다르다.

그럼 다음에 나오는 소리는 무슨 소리의 형용사일까?

1. Pit—a—Pat
2. Honk—Honk
3. Tick—Tock
4. Ding—Dong
5. Whiz—Whiz
6. Clap Clap
7. Clop Clop
8. Rat—a—tat
9. Ding Ding
10. Perk—a—Perk—a—Perk
11. Crackle—Crunch

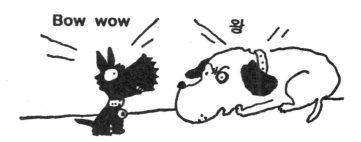

Q4

광고에 허위가 있다!

아래 1~5의 문안내용은 미국 LA 시내의 지리 광고, 상품 광고 등에 당당하게 사용되고 있던 영문인데, 모두가 엉뚱한 실수를 저지르고 있다. 잘못을 지적하라.

1. (약의 복용법에 대한 주의서)
   Adults: I tablet 3times a day until passing away.
2. (이불집의 간판)
   Sleeping Shop.
3. (주차장의 간판)
   Vertieal Parking Only.
4. (커피숍의 메뉴)
   The Highest Black Tea.
5. (양복점의 입간판)
   Dresses for Ladies and Gentlemen.

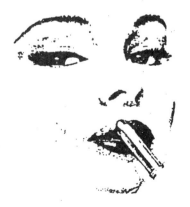

Q5

보이 프렌드를 찾아라!

Bob은 대학에서 동물학을 전공하고 있고 Jim은 식물학을 전공하고 있다. 또 Tomy는 야구부의 4번 타자로서 그 학교의 우상적인 존재이다.

그런데 이 세 사람이 이야기하고 있는 자리에 여학생 Anne이 찾아와서 자기의 보이 프렌드에게 말을 걸었다.

"What does a bat do in winter?"

그러자 Anne의 보이프렌드는,

"It splits if you don't oil it."

라고 대답했다.

Anne의 보이프렌드는 누구일까?

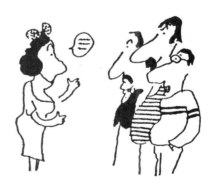

Q6

이상한 소리의 행진

다음은 영문으로 표시된 여러 가지 소리를 모아놓은 것이다. 이 단어를 우리 말로 바꾸면 어떻게 될까?

1. cocka—a dodle—doo
2. bow wow
3. mew mew
4. caw—caw
5. whinny whinny
6. cheep cheep
7. mewl mewl
8. ZZZZ…
9. zzzz…

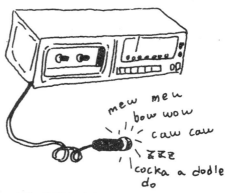

다 푸는 사람—동물학 박사
반이상 푸는 사람—망둥이 선생
반이하 푸는 사람—낙지 선생
전혀 못푸는 사람—꼴뚜기 선생

Q7

애칭의 뿌리

미국인들은 사람의 이름을 줄이는 것을 좋아한다. 아래에 열거한 이름은 모두 다 애칭이다. 그렇다면 원래 이름(Full Name)은 무엇일까?

1. Bill
2. Tom
3. Joe
4. Alex
5. Dave
6. Beth
7. Sue
8. Frank
9. Ro
10. Kathy
11. Ted
12. Bob
13. Abby
14. Don
15. Pat
16. Mike
17. Ben
18. Meg
19. Becky
20. Tim
21. Ron
22. Greg

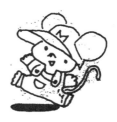

Q8

명건축가의 명아이디어

큰부자인 클락크씨는 지금까지 그 누구도 살아본 적이 없을 것 같은 집에서 살고 싶어서 설계를 부탁하고자 세계적으로 유명한 매사추세츠 공과대학의 건축학 교수 R씨를 찾아갔다. 그리고 "돈은 얼마든지 들어도 좋습니다. 그러나 나의 거실만은 다음과 같은 점을 배려해 주십시오. 즉, The room has no walls, no doors, no floors nor windows.라는 조건입니다"라고 부탁을 했다. 그러자 교수는 즉석에서 "당신이 희망하시는 방을 꼭 그대로 해드리죠"라고 종이 뒤에다 완성 예상도를 스케치해 주었던 것이다. 도대체 교수는 어떤 그림을 그려주었을까?

Q9

네 자매

Mary, Meg, Anne, Kathy 네 자매가 있다. 아래 문장을 보고 이 네 자매 중에 제일 어린 아가씨가 누구인지 알아 맞춰보라.

Mary is older than Meg.
Meg is not as young as Kathy.
Anne is younger than Kathy.
Kathy is not as old as Mary.

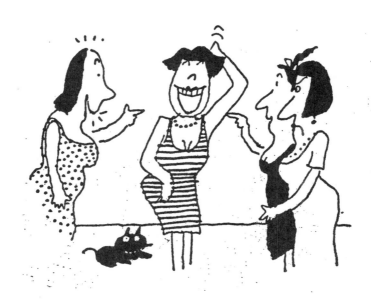

Q10

눈은 사라지는 것

SNOWING

눈이 내리고 있다. 그러나 눈이란 얼마후면 녹아 없어질 운명이다. 위의 단어를 똑똑히 주목하라. 녹아 없어지는 눈처럼 단어가 사라지고 있다. 이 스펠링 가운데서 어느 한 글자만을 뽑아내면 전혀 의미가 다른 단어가 된다. 다음에 다시 한 글자만 뽑아내면 또 다른 의미의 단어가 된다.

이렇게 한 글자, 한 글자씩 빼 나가면 마지막에 한 자만 남게 되는데, 이 최후의 한 글자만으로도 완전한 단어가 될 것이다.

자아, 쌓이는 눈을 당신의 두뇌로 녹여보자. 다만 너무 열중하면 과열된 나머지 도리어 사라지지 않게 된다.

준비! 시이작~!

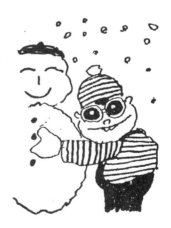

Q11
어른 골탕먹이기 1

이 문제는 뒤에 나오는 어른 골
탕먹이기를 풀기 위한 워밍업이다.
머릿글자를 채워보라. 힌트는 년중
어디에나 있는 것이다.

SSMT☐T☐SSM

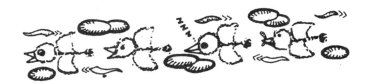

Q12

전셋집 있습니다

한국 지사로 전근 명령을 받은 Mr. Clark는 귀국할 때까지 살던 집을 세 놓기로 했다. 그래서 TO LET이라고 크게 종이에 써서 문에 내붙였는데 아무리 기다려도 찾아오는 사람이 없었다. 그뿐만 아니라 집앞을 지나가는 사람들이 그 종이 쪽지를 보고 싱긋싱긋 웃는 것이었다.

누군가가 그 종이에다 한 글자를 더 써넣어 장난을 했기 때문이다. 그럼, 장난으로 써넣은 글자는?

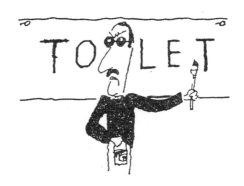

Q13

헝클어진 리본

아래의 그림은 다섯 개의 리본이 헝클어진 상태를 보이고 있다. 각각의 리본에 표시된 알파벳을 합치면 그 리본의 색깔을 분간할 수 있게 된다. 어떤 리본이 무슨 색인가를 맞추어 보라.

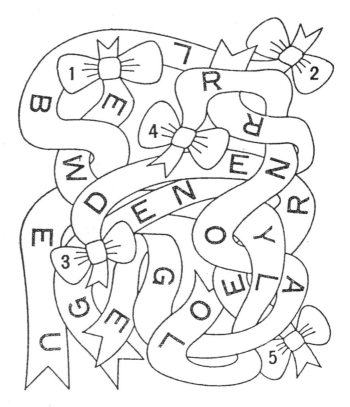

Q14

사라진 신혼부부

"에에, 신랑인 A군은 참으로 활동적입니다. 또한 아이디어와 유머가 넘치는 밝은 청년입니다. 한편 신부 W양도 영리하며, 활발하고 귀여운 인품으로 둘은 균형잡힌 훌륭한 커플이 될 것이…"

A군과 W양의 결혼 피로연에서 한 주례사의 인사말이다. A군과 W양의 결혼 피로연은 성대히 끝나고 하객들이 일어서려는데 어느새 신랑신부는 자취를 감추고 없었다.

그림과 같은 암호 비슷한 쪽지를 남기고.

'HELLO A WALK IN EDEN'

사람들은 그 쪽지를 보고 "허허, 둘은 신혼여행을 에덴 동산으로 갔나? 그것도 걸어서… 그럼, 모두 벗고 알몸으로…?"

이렇게 묘한 상상들을 했다. 이 두 사람은 어디에 간 것일까?

```
HELLO  A
WALK  IN
EDED
```

Q15

어른 골탕먹이기1

이 문제는 어느 대학부속 초등학교의 입학테스트에 출제된 문제이다. 따라서, 이것을 풀지 못하면 당신은 다시 초등학교에 가서 교육을 받아야 할지도 모른다.

여기 ABCDEFG의 알파벳이 있다.

지금 이것이 그림처럼 구별되어 있다.

그러면 뒤에 이어지는 HIJ의 알파벳은 어떻게 나누면 좋을까?

A   E F   H I

B C D   G

Q16

어른 골탕먹이기 2

교육열이 대단한 엄마 때문에 초등학교 때부터 영어 가정교사에게 영어를 배우고 있는 S군은 어느날 그림을 보이며 가정교사에게 말했다.

"이것이 이어진 글씨의 빈칸에 어떤 글씨를 넣어서 이 그림을 완성해 주세요. 물론 암호는 아니니까."

이 문제에는 영어 선생님도 머리를 긁적이며 두손을 들었다.

<힌트> 이것은 초등학생도 알고 있는 간단한 영어의 머리글자에 불과하다.

O T T F F S S □ □ T

❋ 잠깐만 쉬었다 가죠. 벤치 ③

당신을 어떻게 사랑하느냐구요?

당신을 어떻게 사랑하느냐구요? 헤아려 보죠.
비록 그 빛 안 보여도 존재의 끝과
영원한 영광에 내 영혼 이를 수 있는
그 도달할 수 있는 곳까지 사랑합니다.
태양 밑에서나 또는 촛불 아래서나,
나날의 얇은 경계까지도 사랑합니다.
권리를 주장하듯 자유롭게 당신을 사랑합니다.
칭찬에서 돌아서듯 순수하게 당신을 사랑합니다.
옛 슬픔에 쏟았던 정열로서 사랑하고
내 어릴 적 믿음으로 사랑합니다.
세상 떠난 성인들과 더불어 사랑하고,
잃은 줄만 여겼던 사랑으로써 당신을 사랑합니다.
나의 한평생 숨결과 미소와 눈물로써 당신을 사랑합니다.
주의 부름받더라도 죽어서 더욱 사랑하리다.

— E. 브라우닝

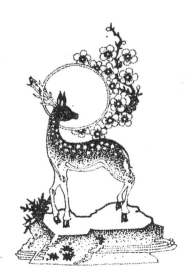

70

IQ 180에
도전한다

당신은 천재
IQ 180에 도전한다!

먼저 문제 하나를 내죠…

아침에 한 대의 버스가 손님을 태우지 않고 출발합니다. 첫 정류장에서 세 사람의 손님이 탑니다. 다음 정류장에서는 한 사람이 내리고 한 사람이 타고, 다음엔 다섯 사람이 타고 내린 사람은 없습니다. 당신은 지금 그 숫자를 열심히 계산하고 계시겠죠? 자, 계속하겠습니다. 다음 정류장에서 두명이 내리고 세 사람이 탔습니다. 다음엔 두 사람이 타고 세 사람이 내리고, 다음엔 한 사람도 타지 않고 한 사람만 내렸습니다. 이 버스는 몇 정류장을 지났을까요?

당신은 문제에 대한 답을 즉시 할수 있었습니까? 아니면 다시 돌아가서 세어보아야 했나요? 대부분의 경우 위의 문제를 읽으면서 당연히 승객수를 계산하는 것이다 싶어 더하기 빼기에 정신을 빼앗깁니다. 그래서 그 함정 때문에 몇정거장을 지나쳤느냐는 것에 대한 생각은 못하는 것입니다.

무슨 문제든 정석은 단답형 곧 모든 사람이 익히 알고 있는 보편적인 것입니다만 좀 특출하고 이해가 빠른 사람은 그 문제에 숨겨져 있는 함정을 금새 파악하고 적용시킵니다. 우리는 어느 사이엔가 쉽게 생각하고 결정내릴 문제도 의심하고 고민하므로써 어렵게 만드는 일이 종종 있습니다. 학과 공부나 직장일도 무작정 일에 뛰어들어 파고만 들 것이 아니라 한발 뒤로 물러서서 전체적인 것을 본다면 훨씬 쉬우면서도 능률적이고 체계적으로 할수 있습니다. 그것이 바로 둔치와 재치의 차이죠. 그리고 그것이 두뇌회전의 원리입니다.

제1단계

먼저 예제로 제시된 아래 문제들을 풀어 보십시오.

문1. 아래 원의 직경을 찾아보세요.

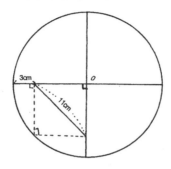

문2. 이 나열된 영자는 어떤 단어의 첫 자를 따온 것입니다. 그러나 그 나열 순서는 매우 규칙적으로 되어 있습니다. 이 다음에 오는 글자는?

O
T
T
F
F
S
S

문3. 1에서 100까지의 사이에 9라는 숫자가 몇번 나오죠?

1단계의 해설로 2단계부터 나올 실전 문제들에 대해 준비해 둡시다.

1. 「장방형의 대각선(對角線)은 똑같다」고 하는 사실을 염두해 두십시오. 불필요한 숫자에 미혹되지는 않았습니까? 그러므로 대답은… 쓸 필요도 없습니다.

2. 「O가 하나, T가 둘, F가 둘에 S가 둘」 그럼 그 다음은 무엇이 올까요? 두 개일까? 어쩌면 세 개일지도… 당신이 그런 생각을 하고 있는 가운데 번개처럼 떠오르는 것은 없습니까? 하나, 둘, 셋… one, two, three… 따라서 seven의 다음에 오는 것은 뭐 뻔한 것이겠죠?

3. 우선 머리속에 떠오르는 것은 9, 19, 29, 39… 99까지 10개다. 아니 99에서 둘이니까 11이다. 천만에 어느 쪽도 아니라고 거부하시지는 않으십니까? 이미 아셨겠죠? 그럼 가르쳐 드리지 않아도 되겠네요.

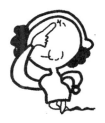

제2단계

앞으로 10여 page에 걸쳐 내는 20문제는 1단계에서 접한 문제와 같은 방식의 것입니다. 어떤 것이든 정석으로 풀려하지 말고 쉽게 생각하십시오. 이것들은 약간의 주의력과 풍부한 상상력과 사소한 발상의 전환이 필요합니다.

문 *1. 성냥개비 트릭*

1. 성냥을 한 개만 움직여서 다음의 계산 공
   식을 바로 잡아주십시오.

①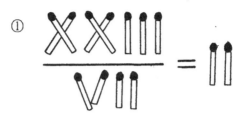

2. 이것도 그렇게 해보십시오.

②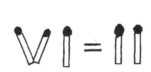

문 *2. 네모, 세모*

8개의 성냥을 이용하여 정사각형을 두 개,
삼각형을 네 개 만들어 보십시오. 단, 성냥개
비는 꺾어서도, 구부려서도 안됩니다.

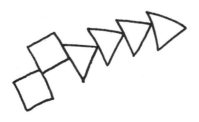

문 3. 당신 차례

성냥개비를 두 개 움직여서 정사각형을 네 개로 만드는데, 그중의 하나는 다른 세 개보다 크게 해주십시오.

문 4. 잠깐 한 잔만!

길다란 줄을 준비하여 그림과 같이 컵의 손잡이를 거쳐 반대쪽 끝을 어딘가에 잡아매 주십시오. 줄을 끊지 않고, 그리고 잡아맨 매듭도 풀지 않고 컵을 줄로부터 벗겨낼 수가 있겠습니까?

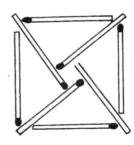

답 1. 그림과 같이 ①은 원주율을 나타내는 근사치이며, ②루트 1은 역시 1이죠?

답 2. 그림과 같습니다.

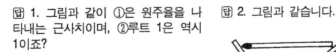

문 5. 카페트에 도전하라!

여기 세로가 2m40cm, 가로 1m80cm의 카페트가 있습니다. 아깝게도 좀이 먹어 한 가운데에 세로 1m60cm, 가로 20cm의 긴 구멍이 뚫려 있습니다. 붙이면 2m×2m의 정사각형이 되도록 이 카페트를 두 개의(그 이상도 그 이하도 아닌) 부분으로 절단해 보십시오.

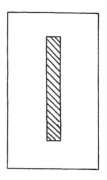

문 6. 병속에 가득찬 아메바

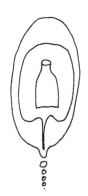

같은 용량의 병이 두 개 있습니다. 첫째 병에는 아메바가 한 마리 있고, 둘째 병에는 아메바가 두 마리 있습니다. 이 한 마리의 아메바가 두 마리로 분열하는데는 3분이 걸립니다. 두 번째 병의 아메바가 분열하여 병에 가득 차는데 세 시간이 걸립니다. 그럼 처음 병의 아메바가 분열하여 병에 가득 차는데는 어느 정도 걸릴까요?

답 3. 그림과 같습니다.

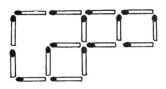

답 4. 얼핏 생각하면 불가능하지만 사실은 아주 간단합니다. 손잡이 위에서 두 개의 줄 뒤쪽을 지나고 있는 부분을 잡아당겨 컵이 통과할 만큼만 고리를 만들어 느슨하게 풀어서 컵을 그 고리 속으로 빼내면 컵은 보기좋게 줄로부터 벗겨집니다.

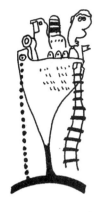

문 7. 만조(滿潮)

　배가 닻을 내리고 정박을 하고 있습니다. 그 배의 한쪽 뱃전에는 줄사다리가 드리워져 있습니다. 줄사다리에는 30cm 간격으로 계단이 붙어 있습니다. 해수면은 한 시간에 25cm씩 올라오고 있습니다. 밀물이 시작된 때 수면보다 위에 나와 있는 사다리의 부분은 2m40cm였다고 합니다. 그럼 6시간 후에는 수면으로부터 나와있는 부분은 어느 정도가 되어 있겠습니까?

문 8. 현명한 요리사

　캠프를 간 요리사가 식초를 40g을 달려고 하고 있습니다. 그러나 그의 곁에는 50g짜리 저울과 30g짜리 저울밖에 없습니다. 그는 어떻게 하여 40g을 달 생각일까요?

답 5. 그림과 같이 카페트에 20cm 각의 네모 무늬가 들어 있으므로 너무 간단히 답이 나오지나 않았는지요.

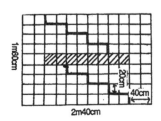

답 6. 3시간 3분 : 한번 분열하여 두 마리가 되면(여기에는 3분이 걸립니다만) 다음은 두 번째의 병과 같은 출발점에 서게 되어 3분이 늦는다는 것만 다르게 되죠.

문 9. 원의 분할

네 개의 직선으로 원을 분할하면 원은 최대한 몇 개의 부분으로 나누어 집니까?

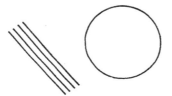

문 10. 스피드

어느 경주자가 6km의 코스를 달리면서 처음 3km를 시속 140km의 속도로, 다음 1½km를 시속 168km, 나머지 1½km를 시속 210km로 달렸습니다. 6km의 코스 전체로 볼 때 평균 시속은 몇 km였을까요?

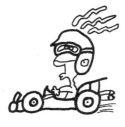

답 7. 배는 떠있으니까 배와 해수면과의 관계는 일정합니다. 따라서 사다리가 수면으로부터 나와있는 부분은 언제나 2m40cm입니다. 설마 이 문제를 오래 잡고 계시진 않으셨겠지요?

답 8. 50g의 저울에 식초를 가득 채웁니다. 그것을 30g의 저울로 옮기면 20g이 남습니다. 30g 단 것을 다른 그릇에 넣습니다. 50g의 저울에 남아있던 20g의 식초를 비어있는 30g의 저울에 놓습니다. 다음에 50g의 저울을 또 식초로 가득 채우고 거기에서 20g이 들어있는 30g 저울에다 10g을 옮기면 40g의 식초가 남습니다.

문 11. 스피드 업

어떤 트럭이 전 코스의 처음 절반을 시속 30km로 달렸습니다. 전체로서의 평균 시속을 60km로 하기 위해서는 나머지 절반을 시속 몇 km로 달리면 좋을까요?

문 12. 투시도법(透視圖法)

제도(製圖)의 지식을 이용한 퍼즐을 소개하죠. 이런 제도에서의 점선과 실선의 사용법의 설명은 도해한 편이 알기 쉽습니다. 같은 물체를 세 방향에서 본 그림이 하나씩 있고 투시에 의한 그림이 하나 있습니다. 그리고 여기에 다른 물체를 두 방향에서 본 그림이 있습니다. 측면도와 투시도는 어떤 형태로 될까요?

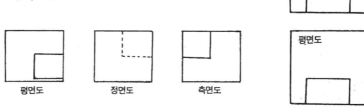

정면도

평면도

평면도   정면도   측면도

답 9. 11개 부분으로 나눌수가 있습니다. 열쇠는 말할 것도 없이 나중에 긋는 선이 가능한한 많은 부분을 분할하도록 하는 것입니다. 덧붙여 가르쳐드린다면 n개의 선으로 분할하는 경우 최대의 수는 다음과 같은 공식에 의해 구해낼 수 있습니다.

n(n+1)÷2+1=최대수

답 10. 시속 160km, 시속을 분속으로 고치고 소수 대신에 분수를 사용합니다.

문 13. 어느 쪽이 어느 쪽?

네 장의 카드가 있습니다. 카드의 한쪽 색깔은 빨간색이 있는 초록색이고 반대쪽은 동그라미와 네모꼴이 그려져 있습니다. 이 카드가 테이블 위에 다음과 같이 놓여있습니다. 「빨간 카드 모두의 뒤쪽에 네모꼴이 그려져 있을까?」 이 문제를 푸는 데는 어느 카드를, 최소한 몇장 뒤집어야 할까요?

문 14. 엿보는 것은 금물!

세 개의 상자가 있고 제각각 「사과」, 「귤」, 「사과와 귤」이라는 라벨이 붙여져 있습니다만 어느 라벨이든 내용물과는 모두 틀립니다. 당신에게 허용되는 것은 한 개의 상자에서 한 개의 과일만을 꺼낼 수가 있습니다. 반드시 이것저것 만져보거나 엿보아서는 안됩니다. 어떻게 하면 모든 상자의 라벨이 똑바로 되도록 바꾸어 놓을 수가 있을까요?

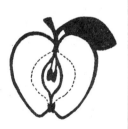

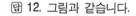

답 11. 시속 90km로 달리면 30+90으로 120km. 2로 나누면 평균 시속 60km라고 합니다. 처음 절반은 시속 30km로 달렸으니까 한시간 걸렸습니다. 그러나 전체의 평균 시속이 60km라면 역시 소요 시간은 한시간이 됩니다. 따라서 답은 나오지 않으니 이 문제는 불가능이라고 해야겠지요.

답 12. 그림과 같습니다.

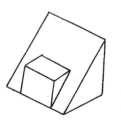

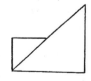

問 15. 위조 주화를 찾아라!

여기에 열두 개의 주화가 있습니다. 눈으로 보기에는 어느 것이나 모두 똑같지만 그 가운데 하나는 가짜입니다. 다른 것보다는 가볍든가 아니면 무겁든가 한 것이 가짜인 것입니다. 손에는 간단한 저울밖에 없습니다. 저울을 딱 세 번만 사용하여 가짜 주화를 찾아내 주십시오.

問 16. 거짓인가 진실인가?

두 개의 부족이 살고 있는 섬에 선교사가 도착했습니다. 한 부족은 언제나 진실만을 말합니다.. 또 한 부족은 언제나 거짓만을 말합니다. 진실만을 말하는 사람들은 섬의 서쪽에 살고 거짓말장이들은 섬의 동쪽에 살고 있습니다. 선교사는 한 사람의 토인에게 한 가지 질문만을 하여 어느 쪽이 진실을 말하고 있는가를 판단하지 않으면 안됩니다. 멀리서 걸어가고 있는 토인을 본 선교사는 가까이에 있는 토인을 불러 그에게 이렇게 말했습니다. 「저기 저 사람에게 그가 섬 어느 쪽에 살고 있는가를 물어보고 오시오.」 그는 돌아와서 이렇게 말했습니다. 「저 사람은 서쪽에 살고 있다고 말하고 있습니다.」 이 심부름꾼은 진실을 말한 것일까요? 거짓말을 하고 있는 것일까요?

答 13. 대개 엉뚱하게 2번씩 카드를 계산에 넣을 것입니다. 그러나 2번째 카드는 관계가 없습니다. 빨간 카드를 문제로 하고 있기 때문이죠. 1번 카드 뒤쪽에 동그라미가 있다면 대답은 '아니오'가 됩니다. 3번 카드 뒤쪽이 빨강이더라도 '아니오'입니다. 만일 1번 카드의 뒤쪽이 네모이고, 3번 카드가 초록이면, 4번이 빨강이든 초록이든 대답은 '네'가 됩니다. 따라서 1번과 3번 카드만 뒤집으면 됩니다.

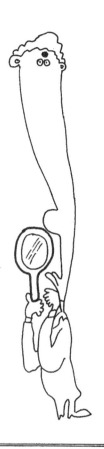

🔲 17. 사나이는 묵묵히 생각한다.

두뇌가 명석한 세 사람의 인물이 중역에 응모를 해왔습니다. 일에 충실할 적성의 면에서는 세 사람 모두가 같아 보였으므로 역시 두뇌가 명석한 사장은 그들에게 간단한 문제를 내서 그 문제를 최초에 푼 사람을 채용하기로 했습니다.

세 사람 모두 이마에 도장이 찍혀졌습니다. 이 도장은 흰색이나 검정색인데 자기 것은 볼수가 없습니다. 세 사람은 각각 다른 두 사람 중 어느 쪽인가가 검정 도장이 찍혀 있다면 손을 들라고 합니다. 자기 이마의 도장이 무슨 색인가를 맨 처음 알아내 어떻게 알았는가를 설명하면 채용이 됩니다. 그리하여 세 사람이 손을 들어 몇초 후에 한 사람이 문제를 풀었습니다. 그의 이마의 도장은 무슨 색이고 그리고 그는 그것을 어떻게 발견했을까요?

🔲 14. 상자 전부가 내용과 다른 표가 붙어있다는 점을 생각해 주십시오 : 그리고 '사과와 귤'이란 표가 붙은 상자에서 과일을 하나 꺼냅니다. 그 과일이 귤(또는 사과)이라면 그 상자는 귤(사과)상자입니다. 상자의 라벨은 내용물과 다르게 붙어있으니까 나머지 두 개의 라벨을 바꾸면 문제는 간단히 해결됩니다.

🔲 15. 무거운 주화를 찾을 경우, ① 12개를 나누어 각 6개씩 올린다 ②가벼운 쪽을 내리고 무거운 쪽을 각 3개씩 나누어 저울에 올린다 ③②와 마찬가지로 가벼운 쪽을 내린 후 무거운 쪽의 동전 2개만을 각 1개씩 나누어 저울에 올린다. 저울이 균형을 이루면 남은 동전이 가짜, 균형을 잃으면 무거운 쪽이 가짜 동전이다.

문 18. 복합이자

각각의 문자에 숫자를 맞추어 계산이 맞도록 해주십시오. 같은 문자는 같은 숫자를 나타내는 것입니다. 그 가운데 하나는 가짜로 다른 것보다 무겁습니다. 손에는 간단한 저울밖에 없습니다. 저울을 딱 세 번만 사용하여 가짜 주화를 찾아내 주십시오.

```
  SEND
+ MORE
MONEY
```

문 19. 동물원에서의 대화

남자: 이 동물원에는 새가 몇마리, 짐승이 몇마리 있습니까?
사육사: 머리가 30개에 다리가 백개 있습니다.
남자: 그럼, 모르시는군요.
사육사: 아니죠, 알고 있어요.
그런데 당신은 아시겠습니까?

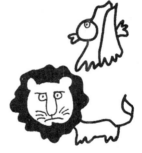

답 16. 심부름꾼은 진실을 말하고 있습니다. 멀리 떨어져 있는 토인이 섬의 서쪽에 살고 있는 진실을 말하는 사람이라면 서쪽에 살고 있다고 말하겠죠. 반대로 만일 동쪽에 살고 있는 거짓말장이라면 역시 거짓말을 하겠죠.

답 17. 검정입니다. 응모자 전원이 손을 들었다는데서 두가지 가능성을 생각할 수 있습니다. 검은 도장 둘에 흰 도장 하나, 아니면 검은 도장 셋입니다. 만일 흰 도장이 하나 있으면 두 사람은 검은 도장 하나, 흰 도장 하나를 보고 다음 순간에 세 개째의 도장이 검은 색임을 알 것입니다. 그런데 실제는 그렇지가 않고 세 사람 모두 검은 도장 두 개를 보았습니다. 따라서 이마의 도장은 정답이었던 사람도 포함하여 전부 검은 색이었던 것입니다.

84

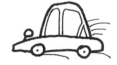

🔲 20. 충돌한다!

두 대의 자동차가 시속 60km의 속도로 다가오고 있습니다. 차가 아직 2km쯤 떨어져 있을 때, 초스피드로 나는 파리가 한쪽 차의 프론트 범퍼로부터 출발, 다른 한쪽 차를 향해 시속 120km로 날아갔습니다. 파리는 그 차에 도착하자마자 지금은 길을 되돌아가 두 대의 차가 충돌하기까지(좀 부드럽게 말하면 자칫하면 부딪칠 것 같이 될 때까지) 차 사이를 날아갑니다. 파리는 어느 정도의 거리를 날았을까요?

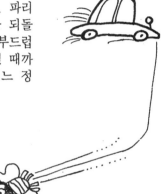

🔲 18. 다음과 같죠.

$$9567$$
$$+ \; 1085$$
$$10652$$

🔲 19. 새가 열마리, 짐승이 스무마리입니다. 수식으로 해보이면 다음과 같습니다. A는 짐승, B는 새를 나타냅니다. A+B+30, 4A+2B=100

🔲 20. 파리는 2Km를 날았습니다. 이것은 순수하게 계산의 문제입니다. 보통의 서투른 수학자에게는 복잡한 문제입니다. 해답의 열쇠는 두 대의 차가 달리는 시간을 종합하면 1분이 된다는 결론이 나옵니다. 파리는 1시간에 120km 날아서 곧 왔던 길을 되돌아갑니다. 계산하나마나 1분에 2km를 날아갑니다.

첫눈에 상대방을
알아보는 법

첫눈에 상대방을 잴수 있는 프로가 되라.

상대방을 보는 눈이 어두우면 손해 본다.

지금 자신이 대하고 있는 상대방이 어떤 인물인지를 안다는 것은 쉬운 일이 아니다. 오래 사귀어 온 사람이라 하더라도 상대방의 성격 같은 것을 좀처럼 알수 없는 것이다. 하물며 이제부터 방금 사귀기 시작한 사람이나 앞으로 사귀려고 하는 사람일 때는 상대방에 대해 전혀 사전지식이 없어 오해하게 되는 경우가 많다.

"연애란 아름다운 것이며 결혼(생활)은 애처로운 이해이다."

라는 말이 있다.

연인을 이 세상의 이상적인 사람으로 이른바 '오해'하고 있는 동안의 행복감은 정말 행복할 것이라고 할 수 있을 것이다. 그러나 그런 일마저도 세월이 지난 후에는 "교제 중에 그 사람의 성격을 좀더 잘 알고 있었더라면 나는 절대로 그이와는 결혼하지 않았을 것이다."라고 자신의 판단이 잘못이었음을 후회하는 사람이 많다.

그런가 하면 "그 사람의 장점을 좀더 일찍 알았다면 그이랑 결혼했을 텐데…" 하고 후회하는 사람도 많다.

결혼 뿐만 아니라 일하는 것이라든가 친구를 사귀는데 있어서도 상대방을 제대로 꿰뚫어 볼수 없다면 뜻하지 않은 피해를 입거나 좋은 기회를 놓쳐버리게 되는 경우도 많다.

때문에 '인간 판단법'이라는 것이 동서양을 막론하고 옛부터 연구되어 온 것이다. 이같은 연구과정은 심리학 또는 정신의학의 발달사에서도 볼수 있다.

3가지 형으로 성질과 직업판단

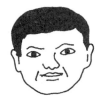

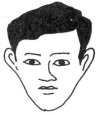

O형 영양질 □형 근골질 △형 심성질

O형 영양질(營養質)

O형은 얼굴이 동그스럼하고 살결이 불그레하며 항상 미소를 띠고 있다. 귀는 아래에 살이 많이 붙고 색이 붉으며 코는 현담(懸膽)처럼 생기고 머리털이 부드러운 사람은 정력이 풍부해서 활동력이 강하고 다소 변덕이 있는 것이 결점이나 수완은 좋다. 대체로 은행이나 회사의 중역이나 사장은 영양질의 사람이 많다. 이런 사람은 통솔력이 강하고 배짱이 크며 경제적인 관념도 철저하기 때문에 상업을 하면 재산가가 되기 쉬운 상. 정치가의 두목이 되거나 의학, 예술 기타 무슨 방면으로나 인기를 독점해서 평생 재운이 풍족할 상이다. 관상학상 제일 좋은 형이다.

□형 근골질(筋骨質)

□형은 얼굴이 모지고 발달해서 활동적이고 정력적. 잠시도 쉬기를 싫어한다. 대개 군인, 정치가로서 출세. 운동가의 소질이 풍부. 여자는 대개 영양질이 많은 반면에 남자는 근골질이 많다. 마음은 공정하고 솔직해서 좋으나 너무 적극적이기 때문에 용두사미와 같이 일을 크게 시작해 후회하는 수가 많다.

이런 사람은 대개 코가 높고 힘차게 생겼으며 뼈가 많고 살이 부족하기 때문에 큰 재산가는 될 수 없고 토목건축 방면이나 생산공장 같은 것을 경영하면 재산을 모을 수 있다. 일찍 군인 방면으로 진출하면 고급장성이 될 수 있다.

△형 심성질(心性質)

△형은 얼굴이 하관과 귀가 쭉빠지고 머리통이 훨씬 발달하였다. 두뇌가 발달하였기 때문에 관찰력은 풍부하나 모든 일을 너무 심각하게 생각하므로 때로는 신경질을 부리는게 결점. 이런 체질은 건강이 약해서 늘 고민.

이런 사람은 상업이나 정치가가 되기보다는 교육자나 철학자, 종교가 등이 좋고 예술 방면이면 순수문학, 음악이면 작곡가가 좋다. 그렇지 않으면 기술방면으로 진출하면 좋다.

무엇보다 학계로 진출해서 학리의 연구나 저술을 한다면 비록 청빈하더라도 후세에 이름을 빛낸다.

상대방이 어떤 사람인가를 구체적으로 알아내기 위해서는?

이 세상에는 여러 가지 점성술이 있는데 이 또한 하나의 인간 판단법으로서 발달되어 온 것이다.

서양의 점성술은 상대방을 생년월일에 따라 12성좌(星座)로 나누었다. 그러나 동양의 점성술이라고 할 수 있는 기학(氣學)과 구성술(九星術)은 점을 보는 상대방을 태어난 햇수에 따라 아홉가지로 나누었다.

이런 방법은 인간의 성격이나 운명을 태어난 해와 월, 일로써 묶으려고 한 것이다.

한편 성명 판단에서는 "이름이 지어진 그날부터 당신은 이러이러한 성격이나 운명이 주어졌다."고 풀이한다.

점성술이라든가 성명 판단의 역사는 오래되며 현재도 많은 신봉자를 가지고 있다. 그러나 같은 년월일에 태어났다고 해서 저마다 다른 유전하에 태어난 사람들을 같은 성격이나 운명으로 다룬다는 것은 아무래도 설득력이 없는 것으로 보인다.

그리고 동성동명인에 대한 것도 예외는 아니다.

점성술이라든가, 성명 판단은 말하자면 총론(總論)일 것이다.

그러므로 이런 방법으로 인간의 성격이나 운명을 대충 파악한 다음 다시 세부적으로 인간의 체형(體型)이나 인상(人相), 버릇, 동작 등을 보고 개개인의 성격이나 운명을 구체적으로 파악하는 것이 보다 정확한 인간 판단 방법이 되는 것이다.

크게 성공한 사람과 동성 동명의 사람이 그야말로 거지꼴이 된 경우도 있다: 같은 운명을 지니고 태어났으면서도 한쪽은 자신의 운명을 제대로 살리지 못한 것이다. 차이가 어디서 비롯되는가를 알자면 역시 인상학을 연구하지 않으면 안된다. 다시 말해서 인상학에 정통하면 당신은 처음 본 상대방의 운명마저 첫눈에 맞힐 수 있는 것이다.

체형(體型)을 보고 성격을 아는 법

1. 체형에는 3가지 타입이 있다.

　인간 판단법에서는 사람의 체형을 다음과 같은 3가지 타입으로
분류하고 있다.
　　① 심성질(心性質)—정신형
　　② 영양질(營養質)—비만형
　　③ 근골질(筋骨質)—투사형
　그러나 모든 사람이 이같은 3가지 타입으로 명백히 구분되어 있
는 것은 아니다.
　실제로는 이 3가지 타입이 서로 합성되어 다시 몇 종류인가의
혼합 체형이 생겨나는 것이다.

체형으로 보는 성격

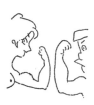

근골질끼리의 부부는 결합이
밉게 끝난다.

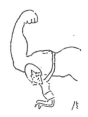

근골질 남성과 심성질 여성은
비련으로 끝난다.

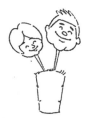

영양질끼리의 부부는 평온한
가정을 이룬다.

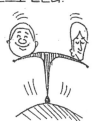

영양질의 남성과 심성질의
여성은 균형을 이룬다.

이를테면 심성질 70%에 근골질 30%라는 비율의 체형을 하고 있는 사람도 존재하며, 영양질과 심성질이 거의 50%씩 혼합되어 있는 사람도 있다. 또는 이들 3가지 타입이 신체 각 부위에 나타나 있는 경우도 있다. 오히려 세상에는 이와 같은 혼합 체형의 사람이 많은 것이다.

따라서 심성질, 영양질, 근골질의 세가지 종류는 어디까지나 기본적인 체형이라고 생각해야 된다.

물론 그중에는 3가지 중 어느 한 가지 타입을 그대로 명확히 나타내는 사람도 있다. 그렇다면 이같은 기본적인 체형을 가진 사람의 성격이나 운명은 어떻게 정해져 있는 것인가?

바로 그것을 안다는 것은 혼합체형의 사람을 판단함에 있어 아무래도 필요해지는 것이다.

2. 명석한 두뇌의 심성질(정신형)

체형은 홀쭉하고 길고 처진 어깨

심성질의 사람은 머리 부위가 전신에 비해 약간 크게 보인다. 신체는 가늘고도 길어 보기에 가냘픈 인상을 준다.

운동을 해도 근육은 좀처럼 발달하지 않으며 음식을 먹어도 살찌지 않는다. 이 타입의 사람으로는 대식가도 있지만 여전히 살은 찌지 않는다. 어깨는 처진 어깨이며 남성이지만 여성과 같은 느낌을 준다.

얼굴은 역삼각형 또는 계란을 거꾸로 세워놓은 것 같은 형을 하고 있다. 이마가 넓고 턱은 가늘고 뾰족한 얼굴이다.

수염은 별로 없는 사람이 많다. 첫 인상은 온순하며 약간 고독해 보이는 사람이다.

육체노동에는 적합치 않으며 또한 그런 것을 경멸한다.

심성질의 사람

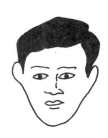

머리가 좋고 깨끗한 것을 좋아한다

고독을 즐기는 성격

심성질의 사람은 사교적인 타입은 아니다. 홀로 독서하거나 자신이 하고 싶은 일에 열중하는 것을 좋아하는 성격이다.

대체로 정직하며 일을 정확히 처리한다. 실내를 항상 청결히 하는 것을 좋아한다. 때문에 단정치 못한 사람을 마음속으로 경멸한다.

한편 사물을 제대로 통찰할 수 있기 때문에 손을 대기도 전에 무의미함과 의미함을 느끼게 됨으로써 실천력이 부족한 면도 있다.

모든 일을 자기 두뇌로만 처리할 수 있는 것으로 생각하기 쉽다. 타인에 대해서는 재빨리 인물 평가를 하거나 결점을 발견하지만 반대로 타인으로부터 자신에 대한 악평을 들을 때면 자존심이 상해 상심하기 쉽다.

일반적으로 판단력과 비판력이 날카로우며 연구 등에 전념하는 것을 좋아하는 타입이다.

두뇌노동이 적격

심성질의 사람은 세일즈맨 같은 것은 적합하지 않다.

사무직이 좋으며 그중에서도 기획, 입안, 조정 등의 일을 잘 한다.

그러나 밖을 돌아다니면서 조정하는 일은 체력이 약하기 때문에 적합치 않다.

역시 자료실 등에서 서류정리를 하는 것이 적합하다.

상대방과 교섭할 때는 억지나 배짱으로 교섭하는 것이 아니라 이치를 따져 추진하는 타입이다.

두뇌가 좋고 끈질긴 타입의 사람 중에는 젊어서 두각을 나타내는 사람도 있다. 높은 자리에 앉더라도 인품이나 포용력으로서가 아니라 명석한 두뇌 때문에 존경을 받으며 리더로 내세워지는 경우가 많다.

다시 말해서 관공서에 근무하거나 대기업의 비즈니스맨, 학자, 연구가 등 영업과는 관계가 없는 입장에서 자신의 과제에 전념할 수 있는 직업이 좋다.

포지션에 따라서는 능력을 크게 발휘한다. 이밖에 예술적인 분야라든가 공예방면의 일이 적합하다.

노이로제에 걸리기 쉬운 체질

심성질의 사람은 체질이 별로 튼튼하지 못하다. 위장병이나 불면증, 그리고 신경질 때문에 노이로제에 걸리기 쉽다.

초조해 하기 쉬운 타입이기도 하다.

호흡기 계통의 병에 조심하도록.

초년운은 좋지만 만년운은 나빠

심성질의 사람 중에는 두뇌의 명석함 때문에 젊어서 출세하는 사람이 많다.

관공서, 기업, 단체 등에서 출세하기 위해서는 앞서 설명한 성격상의 단점을 보완하도록 노력한다.

대체로 초년운은 좋다. 그러나 40대 이후는 나쁘며 얼굴의 형이 나타내는 바와 같이 '쇠퇴'하는 운명이다.

유명한 정치가 가운데 흔히 있는 일인데, 젊어서 관료가 되고 정계에 들어간 후에도 '차기의 새로운 리더'로 주목받다가 해마다 빛을 잃게 되는 사람이 있다.

체력과 재능은 넘치지만 덕이 부족하기 때문에 사람이 따르지 않는 것이다. 이런 타입의 사람이 지닌 결점이다.

이런 타입의 사람은 40대나 늦어도 50대까지는 확고한 지위라든가 재산을 쌓아두도록 노력해야 한다.

'대기만성'과는 반대되는 운명이라고 할 수 있다.

3. 영양질(비만형)은 처세의 명수

모두가 둥그스름한 체형

영양질의 사람은 전신에 알맞게 살이 붙어 뚱뚱하다. 심성질과는 정반대의 체격이다.

어깨나 가슴보다도 몸통 둘레 쪽에 더 살이 쪘다. 단단한 느낌이 아니라 그저 둥그스름하기만 하다.

머리칼은 부드럽다. 이런 타입의 사람은 많이 먹지 않아도 살이 찐다. 얼굴의 형은 물론 눈과 턱도 둥글둥글한 사람이 많고 상냥하고 따뜻해 쾌활한 인상을 준다.

그런 반면 이야기가 안개를 띄는 듯이 줄거리가 일관되지 않는 느낌을 주는 때도 있다.

"싫다"는 말을 하지 못하는 호인

고독을 싫어하며 언제나 사람들과 사이좋게 지내기 때문에 교제가 넓다. 그러나 약간 경솔한 데도 있다.

형식이나 관습에 그다지 구애받지 않기 때문에 행동이나 판단은 실리적이고도 실질적이다.

남을 동정하는 동시에 협조하려는 마음이 몸에 배어있고 또 남과 다투려하지 않기 때문에 적이 별로 없다.

반면 남을 의심하지 않고 보증인이 된다든가 남의 부탁

영양질의 사람

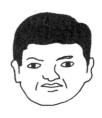

낙천적 향락적이다

을 받으면 거절하지 못하는 성격이어서 큰 손해를 입는 적이 있다. 사물에 열중했다가 식어버리기 쉬운 타입이다. 어제 한 말과 오늘 하는 말이 달라져 있거나 그날 그날 기분이 달라지기도 한다.

본인은 나름대로 이유를 생각하고 얼버무리려고 하지만 금방 탄로가 난다. 그래도 사람들은 미워할 수 없는 호인이라고 생각한다. 사물을 멋대로 짐작하거나 멋대로 판단하는 경향도 있지만 포용력이 뛰어나기 때문에 유능한 사람이 보좌해 준다면 대성할 소질이 충분히 있다.

사람을 상대하는 일이 적합

영양질인 사람은 세일즈나 접객업에 능하다. 단순한 사무직엔 싫증을 내는 경향이 있다.

차분하게 사전에 조사하고 기획, 입안하는 것보다도 순간적으로 떠오른 발상을 구체화하는 일에 뛰어난 경우가 많다.

사람들과 교제를 잘하기 때문에 교섭 등에는 장점을 살릴 수 있다. 그러나 정에 약하기 때문에 거절하지 못하는채 불리한 계약을 맺어버리게 되는 경우도 있다.

또 상대방을 의심치않는 성격이어서 거래선이 도산할 때까지 아무 것도 모르고 있는 미스를 범할 때도 있다.

남을 보살펴주기를 좋아하기 때문에 대기(大器)로 평가받고는 크게 성공하는 사람도 나온다.

그러나 그같은 성공은 좋은 참모가 있느냐의 여부에 달려 있다. 정치가, 상사원(商社員), 세일즈맨, 선전 담당자, 매스컴 관계 등의 직업이 적당하지만 딱딱한 일은 적합하지 않다.

이런 타입의 사람을 부하로 가진 경우에는 어느 정도의 자유를 허용하느냐 하는 것이 포인트가 된다.

너무 지나치게 통제를 하면 의욕을 상실하게 되며 방임하면 크게 실수를 저지르는지도 모른다. 그러나 잘 지도만 할 수 있다면 유능한 부하가 된다.

스태미너가 지속되기 어려운 체질

영양질의 사람은 향락을 좋아하므로 폭음, 포식등을 조심해야 한다. 대체로 소화기 계통은 튼튼하지만 혈관이나 심장병을 조심하도록 한다.

일시적으로는 크게 힘을 낼수 있지만 빨리 스태미너가 떨어지는 체질이라고 할수 있다.

좋은 운이지만 정이 약한데 조심한다.

붙임성이 있기 때문에 싫어하는 사람이 없고 노력만 제대로 하면 서서히 출세할 수 있는 타입이다.

천성적으로 남을 보살펴 주기를 좋아하는데다 동정심이 많기 때문에 어느 사이엔가 사회에서 신용을 쌓게 되어 뜻하지 않은 운이 사람으로부터 발탁되는 경우가 있다.

중년운과 만년운이 좋다. 조심해야 할 것은 정에 빠져 공사(公私)를 분간하지 못하고는 근무처에 폐를 끼치거나 남녀관계로 트러블을 야기시키는 일이다.

눈으로 보는 성격

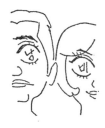

눈이 큰 부부는 낭비가
심해 자멸한다.

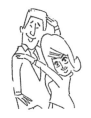

눈이 큰 여성과 눈이 작은 남성의
부부는 안정된 가정이 된다.

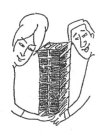

눈이 서로 작은 부부는
돈을 모은다.

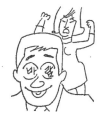

눈이 큰 남성과 눈이 작은 여성
부부는 남성이 바람을 피운다.

그와 같은 일로 일생을 망치게 될 가능성이 높다.

또 싫증을 내기 쉬운 성격이어서 직업을 자주 바꿈으로써 성공하지 못하는 경우도 있다. 또는 무슨 일이든지 잘 함으로써 안정을 얻기 쉽기 때문에 작은 성공에 만족하고 그 이상의 노력을 게을리하는 것이어서 대성하지 못하는 채 끝나버리는 경우도 있다.

이런 타입의 사람이 '집념'을 가지면 반드시 대성하지만 성격적으로 집념을 불태울 만한 끈기가 없는 것이다. 이 점을 자각하고 끈기를 키우도록 한다.

큰 목표를 세워 집념을 가지고 일에 집착하면 크게 성공할 수 있는 타입의 사람이다.

4. 근골질(투시형)은 억센 행동파

보기에도 듬직한 역삼각형의 육체

근골질의 사람의 몸은 전체적으로 탄탄한 골격이다. 어깨가 넓고 몸통이 가늘며 역삼각형과 비슷한 체형을 하고 있으며 가슴은 두툼한 편이다.

이런 체형은 보디빌딩으로 단련한 육체를 상상하면 된다. 근육은 잘 발달돼 있으며 탄력이 좋다. 이런 타입의 사람의 근육은 단련하면 단련할수록 발달하는 것이다.

얼굴은 4각형에 가깝고 별로 살이 없다. 그러나 심성질의 얼굴과는 전혀 느낌이 다른, 말하자면 하관이 튀어나온 얼굴이다.

코는 높고 눈, 코 모두 크다. 수염은 짙고 머리카락도 질기다.

경쟁심이 강한 성격

근골질의 사람은 주위사람들의 의견같은 것은 아랑곳 없이 자신이 믿는 것을 거침없이 실천한다.

투쟁심과 경쟁심이 강하며 항상 남보다 한 걸음 앞서려는 정신을 가진 사람이다. 자존심도 높고 자신보다 뛰어난 사람을 보면 멸시당한 것으로 생각하게 된다. 스포츠와 무도를 즐기는 등 남성다운 성격의 소유자이다.

근골질의 사람

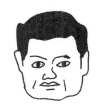

자기 주장이 강하다

목표에 대해서는 강렬한 집착을 가지고 반드시 성취시키고야 마는 사람이다. 때문에 목적을 위해서는 수단을 가리지 않는 면이 있으며 때로는 아슬아슬한 책략을 쓰기도 한다. 사업이 도중에서 시류에 맞지 않게 되어도 단념하거나 계획을 변경하지 않고 계속하는 바람에 손해를 보더라도 체면상 강행하는 경우가 있다.

따라서 사업이 순조롭게 진행될 때는 좋지만, 한번 잘못하면 철저하게 실패할 때까지 계속한다.

이런 타입의 사람은 장점이 곧 단점이 되는 성격을 가지고 있다. 남의 말을 받아들이지 않고 주로 자기 주장만을 내세우기 때문에 교제를 제대로 하지 못한다.

남에게 위압감을 주기 쉽기 때문에 친구가 별로 없다. 그러나 협조심을 기르면 뛰어난 리더가 될 수 있다.

혼자의 힘으로 크게 성공하는 사람도 이런 타입에서 나타나기도 한다.

명령·복종 관계가 엄격한 직장이 적합하다

근골질의 사람은 군인, 경찰관, 소방관, 교도관, 경비원, 보디가드, 스포츠맨, 체육교사 등에 적합하다.

비즈니스맨으로서도 책임감이 강하며 유능하다. 다만 사람들과 협조하는 것이 서툴러 상사의 말에도 곧잘 반발하는 면이 있으므로 이런 타입의 사람을 부하로 가졌을 때는 명령적으로 말하기 보다는 "이번엔 이런 식으로 했으면 좋겠는데 자넨 어떻게 생각하나?" 하는 식으로 의논하는 투로 말하면 기꺼이 협조한다.

이런 타입의 사람은 좀처럼 뇌물같은 것을 마다하는데 그 때문에 융통성이 없으며, 관공서의 관리가 될 경우 동료나 상사로부터 기피 당하기 쉽다.

독재형으로 독단적이지만 때때로 그 결단력에 의해 일을 성공적으로 이끌게 되는 경우도 있다.

또 이런 타입의 사람은 상하 관계가 분명한 직업일수록 성격에 맞는다. 군대와 같은 명령, 복종 관계가 절대적인 조직속에 있으면 도리어 명령받는데 대해 저항감을 느끼지 않게 되는 것이다.

월급이 많고 적음을 크게 문제삼지 않고 오로지 목표달성을 위해 일하는 타입으로 기업체나 단체에서 중진이 되는 경우가 많다.

자기 체력을 너무 과신한다

근골질의 사람은 본디 단단한 몸을 스포츠로 부드럽게 하려는 경향이 있으므로 관절을 상하게 되는 경우가 많다.

체력은 대체로 튼튼하지만 일에 열중한 나머지 다른 모든 것을 잊어버리는 성격이기 때문에 조그마한 병을 크게 도지게도 한다.

만년은 안정되지만 고독을 맛보게 된다

근골질의 사람은 의지와 체력도 강하고 노력하는 것은 당연한 것이라고 생각하기 때문에 20대부터 시작해서 55, 6세까지의 사이(입사해서 정년퇴직하기까지의 기간에 해당)에 사회적으로 충분히 활약하여 상당한 지위나 재산을 갖게 되는 경우가 많다.

다만, 체력이 있는 동안은 사람도 따르지만 만년의 운은 별로 좋지 않으며 인생의 고독을 맛보게 된다.

퇴직한 후에는 과거의 부하는 한 사람도 찾아오지 않는 등의 외로움을 느끼게 되기도 한다.

주위에 원만한 인간관계를 갖지 못한 채 힘으로만 사람들을 리드해 오던 것이 말년이 되어 역효과를 가져오게 되는 것이다.

관청이나 기업에 있을 때는 나는 새도 떨어뜨릴 듯한 기세였는데 정년과 동시에 사회로부터 받아들여지지않자 갑자기 늙어버리는 경우가 많다.

다시 취직을 한다 해도 새 직장에서 과거의 영광만을 자랑삼아 말하기 때문에 배척당하는 사람도 이런 타입이 많다.

체격이 튼튼해 70세 정도까지도 일할 수 있는 것인만큼 만년의 일을 젊었을 때부터 잘 생각하여 남을 돌보면서 키워주는 방침을 일찍부터 쌓지 않으면 안된다.

　능력이 없다고 해서 부하나 동료를 경멸해서는 안된다. 사람에게는 누구나 제각기 장점이 있는 법이다.

　특히 이런 타입의 사람은 남의 장점을 발견하는 대인관계를 중히 여겨야 한다. 그런 도량을 가진 사람이라면 말년에 고독을 씹지 않아도 된다.

　이상이 심성질·영양질·근골질의 3가지 기본 체형의 특징이다.

　자기 자신은 물론 주위 사람들을 둘러볼 때 이런 타입의 사람들이 있음을 알수 있을 것이다.

　그리고 사람의 신체는 이같은 세 가지 타입이 혼합되어 있는 경우가 많음을 깨닫게 될 것이다. 이들 세 가지 체형을 아는 것만으로도 인간을 어느 정도는 정확히 판단할 수 있게 되는 것이다.

　각 체형에 따라 장점이 있고 단점이 있다. 우리는 장점을 기르는 동시에 단점을 고쳐나가는 데서 보다 진보된 자기 자신으로 개조해 나갈 수 있는 것이다.

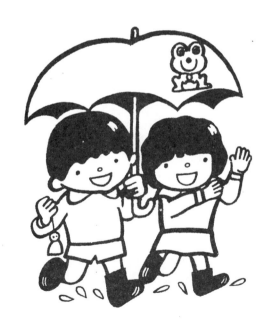

창조적 사고를 위한

두뇌운련

퀴즈

창조적인 사고란 일상의 고정관념을 깨는 것에서 부터!

창조적 사고를 위한
두뇌훈련퀴즈

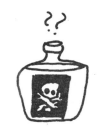

1. 다음 얘기의 모순점은 무엇일까?
   "나는 드디어 완전 범죄에 성공했다!" 차츰 녹
   아버리는 춘희의 시체를 바라보며 인철은 득의
   만만했다. 그가 반생을 걸고 만들어낸 '무엇이
   든 녹여버리는 액체' 닿기만 하면 모든 것을 잠
   깐동안에 녹여버리는 액체의 위력이 지금 눈앞
   에 나타나고 있는 것이다. 몇분전 그는 춘희를
   목졸라 살해했다. 그리고 가지고 온 그 액체를
   몇방울 그녀의 몸에 뿌렸던 것이다. 그것으로
   춘희의 모습은 영원히 이 세상에서 지워져가고
   있고 인철은 완전범죄의 성공에 도취해 있다.

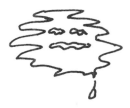

2. 아라비아의 어느 대부호가 두 아들을 불러서
   말했다. "사막 한가운데에 있는 오아시스까지
   너희들의 애마로 경주해라. 어느 쪽이든 이긴
   쪽의 말에게 나의 전재산을 걸겠다. 다만 경주
   라고는 해도 보통 경주가 아니라 늦게 달리는
   쪽이 이기는 경주다. 나는 오아시스에서 기다
   렸다가 늦게 도착한 말을 이 눈으로 확인할 것
   이다." 두 아들은 각기 애마를 타고 늦게 달리
   기 경주를 시작했다. 그러나 작열하는 사막을
   지나야 하므로 내려쪼이는 태양 때문에 반죽음
   이 되어가고 있었다. 그때 지나가던 고명한 어
   른이 두 사람의 사정을 듣고는 멋진 묘안을 알
   려주었다. 그 말을 들은 두 사람은 의논이라도
   했는지 이번에는 그 지옥같은 사막에서 한시라
   도 빨리 빠져나가려는 듯 죽기 살기로 말을 달
   리는 것이었다. 자~ 그 묘안이란 무엇일까?

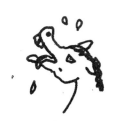

3. 사자와 치타가 평원에서 편도(片道) 100m의 거리를 왕복하는 달리기 시합(합계 200m)을 했다. 한발 뛰기에서 치타는 3m, 사자는 2m를 달리는데 이 보폭(步幅)은 끝까지 변하지 않으나 대신 치타는 사자가 3발짝 뛰는 동안에 2발짝 밖에 뛰지 못한다. 과연 이 승부에서 이기는 쪽은 어딜까?

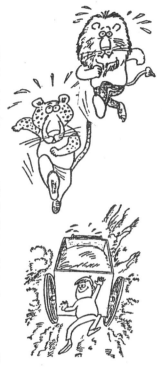

4. 땀으로 범벅되어 수레를 끌고, 밀면서 가파른 언덕을 오르는 두 사람이 있어서 수레를 끄는 사람에게 "뒤에서 밀고 있는 사람이 당신 아들이군요."하고 물었더니, "네."라고 대답했다. 이번에는 뒤쪽에서 미는 사람에게 "앞에서 끌고 있는 사람이 당신 아버지군요."하고 물었더니 "당치도 않아요!"라고 대답했다. 과연 두 사람의 관계는?

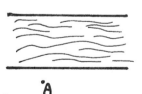

5. 어느날 A지점에 사는 A씨에게 B지점에 사는 B씨의 어머니로부터 전화가 걸려왔다. B씨의 며느리가 갑자기 산기(産氣)가 있으니 신생아를 씻길 물을 개울에서 길어가지고 급히 와달라는 내용이었다. A씨는 서둘러 양동이를 들고 개울을 향하여 달렸다. 이 경우 A씨는 어떤 코스를 택하는 것이 좋을까? 단, 장애물은 일체 없으며 어디든 자유롭게 달릴 수 있다.

°A

•B

6. 그림과 같은 원을 4등분한 한 부분에 접해있는
   직사각형의 대각선 AC의 길이는 얼마일까?
   (제한 시간 2분)

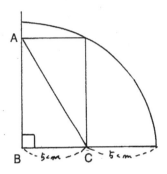

7. 색다른 것을 무척 좋아하는 사나이가 원형의
   땅에 그림같은 마름모꼴의 풀장을 만들었다.
   마름모꼴 속에 점선으로 표시된 코스의 길이는
   몇 m일까? 원의 지름은 100m, 원 안쪽에 점선
   으로 그려진 직사각형의 긴 1변은 90m, 마름
   모꼴의 정점(頂點)은 직사각형의 각변의 중심점
   에 접해있다.(제한시간 3분)

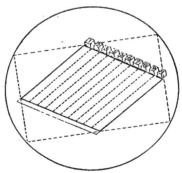

8. 24명의 사람이 6열로 줄을 서는데 각열 모두 5
명씩 되도록 하려면 어떻게 하면 좋을까?(제한
시간 20분)

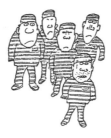
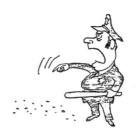

9. 이것은 어느 사격장의 표적이다. 어떤 사람이 5
발의 탄알을 쏘아서 합계 100점의 점수를 얻었
다. 어디에 어떻게 맞았을까?

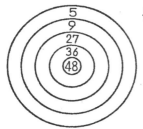

문 1

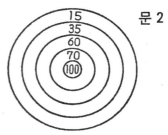

문 2

10. 그림처럼 커다란 벽돌이 있다. 이 벽돌 내부의
대각선 XY의 길이를 알려면 어떻게 하는 것
이 좋을까?

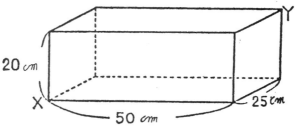

11. 젊은 처녀를 데리고 어머니가 기차에서 두명의 남자가 앉은 건너편 좌석에 앉았다. 한 사람은 백인, 한 사람은 흑인이었다. 기차가 터널에 들어갔다. 그때 마침 정전이 되어 차안은 칠흑같은 어둠속에 파묻혔다. 순간 네 사람의 좌석 한쪽 구석에서 '쪽'하는 키스 소리가 들리는가 생각했는데 '찰싹'하고 뺨을 때리는 소리가 들려왔다. 그리고 전기가 들어왔고 네 사람은 아무 일도 없었다는 듯이 조용히 앉아 있었다.

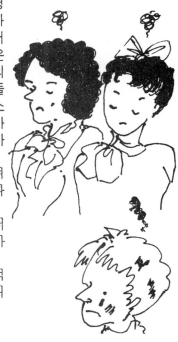

어머니: 딸애가 제법이군. 키스에 뺨을 때려 응수하다니 정말 제법이야. 그건 그렇고 그따위 못된 짓을 한 놈은 어느 놈일까?

딸: 저 백인녀석 어쩐지 싫은 인상이다 했더니 엄마에게 키스 했나봐. 그건 그렇고 엄마가 뺨을 때리다니 나이답지 않은데?

백인: 뭐야? 느닷없이 맞긴 했지만 흑인 녀석이 키스한 것을 내가 뒤집어 쓰다니 어처구니 없군, 그래.

자~ 이 사건의 진상은 어떻게 된 것일까?

12. 자동식 엘리베이터가 설치된 10층 맨션이 있다. 10층 주인 A군은 종종 혼자서 외출을 하는데 이상스럽게도 내려갈 때는 반드시 엘리베이터를 이용하면서 올라올 때는 거의 사용하지 않는다. 항상 1층의 엘리베이터 부근에서 주위를 둘러본 다음 인기척이 없음을 확인하면 혼자서 계단을 올라가는 것이다. A군의 이같은 이상한 행동의 의미는 무엇일까?

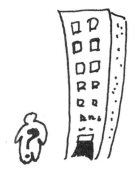

13. 미친듯 파도가 용솟음치는 바닷가 절벽에는 눈이 많이 쌓여있었다. 틀림없는 그 사나이의 발자국은 바다를 내려다볼 수 있는 그 절벽 끝에서 사라져 있었다. 당연히 투신자살로 생각이 되었다. 그러나 다음날 근처 마을에서 그 사나이로 보이는 남자를 목격한 사람이 있었다. 이런 일을 어떻게 생각할 수 있을까?

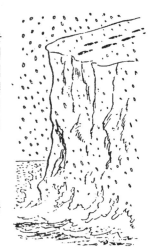

14. 한쪽 귀가 들리지 않는다고 하는 것의 진위를 확인하려면 어떻게 하면 좋을까?

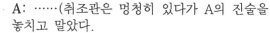

15. 어떤 경우에도 반드시 거짓말을 하는 비밀결사 '거짓말쟁이 클럽'의 멤버가 다른 두명의 용의자와 함께 경찰에 검거되었다. 경찰에서는 세명중 누가 진짜인가를 가려내지 못해서 전전긍긍하고 있었다. 다음 세명의 진술 중에는 거짓말쟁이 클럽의 멤버를 가려내는 결정적인 열쇠가 포함되어 있다. 클럽의 멤버는 누구일까?

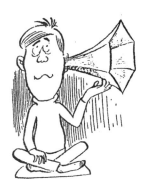

A: ……(취조관은 멍청히 있다가 A의 진술을 놓치고 말았다.

B: A는 지금 '나는 거짓말쟁이 클럽의 멤버다'라고 자백했습니다. 난 물론 멤버가 아닙니다.

C: 아니오, A는 지금 '나는 거짓말쟁이 클럽의 멤버가 아닙니다'라고 말했습니다. 나도 물론 아니구요.

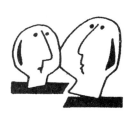

16. 어느 학교에 두명의 남자 아이가 입학했다. 얼굴 모습이 아주 닮은데다 생년월일도, 부모의 이름도 똑같았다. 그런데 "너희들 쌍둥이지?" 하고 물었더니 뜻밖으로 대답은 "아니오"였다. 이 두 사람의 관계는 무엇일까?

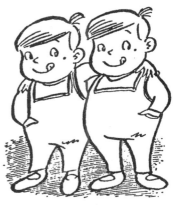

17. 어떤 사람이 오른 손에 잡은 물건을 절대로 왼 손으로는 잡을 수 없게 할수 있을까? 잡는 물건이 무엇이든지는 상관없다.

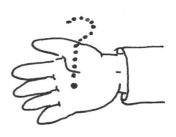

18. 여기 4컷의 만화 두 종류가 있다. 보는 것처럼
    1컷씩 빈칸이 있는데 당신의 상상력으로 그림
    을 넣어보라. 어떤 그림을 넣겠는가?

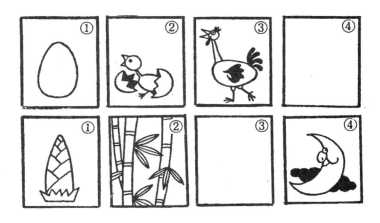

19. 그림 A, B, C의 분할이다. 그림속에 있는 검은
    점을 각각 1개씩 들어가게 하면서 같은 모양
    과 면적으로 등분하고 싶다. 어떻게 나눌까?

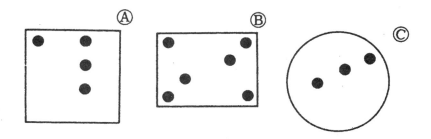

20. 어떤 회사 앞에서 친구와 12시에 만나기로 했다. 정확하게 시간을 맞춰갔는데 도착해 보니 그곳에는 4개의 아래와 같은 시계가 있었고 그중 하나만이 12시를 가리키고 다른 것은 3시, 8시, 10시를 각각 가리키고 있었다. 지나가는 남자 사원에게 "이 세 개는 시간이 틀린데…" 하자 그는 "제가 보기엔 틀리지 않는데요." 하면서 웃었다. 어떻게 된 것일까?

21. M군과 아버지는 쇼팽의 LP레코드 판을 듣고 있다. 갑자기 M군이 "이 레코드는 지금 바늘이 정 가운데에 있는데, 지금까지의 시간과 나머지 끝까지의 시간중 어느 쪽이 짧을까요?"
"하하하, 내가 그것도 모를까 그러냐? 뒤로 갈수록 짧아지겠지!"
"틀렸어요. 앞도 뒤도 시간이 똑같아요."

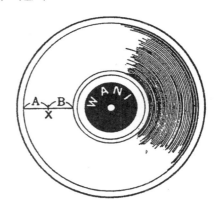

22. 그림과 같은 원형의 땅 중앙에 우물이 있다.
지주는 이 땅을 4등분 하여 자기는 우물이 들
어있는 땅을 차지하고 남은 3곳을 소작인에게
주었다. 소작인의 땅은 우물이 없어서 사용할
수가 없다.
Ⓐ 대체 지주는 어떤 모양으로 땅을 등분했을
까?
Ⓑ 또 원을 모양과 면적 모두 똑같게 4등분하
되 부채꼴은 안된다. 그럼 간단한 방법은 어떤
것이 있을까?

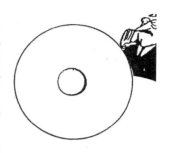

23. 모양, 크기, 재료, 무게가 모두 같은 2개의 물
체가 있다. 지금 이것들을 물속에 넣었는데 하
나는 뜨고, 하나는 가라앉고 말았다. 물에 넣
는다고 변질되는 물건이 아니라면 이런 차이
가 생긴 원인은 어떤 경우일까?

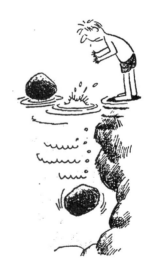

24. 같은 가사, 같은 곡을 그것도 같은 가수가 노
래한 2장의 레코드가 있다. 이 2장의 레코드
를 따로따로 틀고 노래를 들었더니 받는 느낌
이 같지가 않았다. 이 2장의 레코드는 가수가
같은 시기에 부른 것인데도 느낌이 틀린 까닭
은 무엇이었을까?

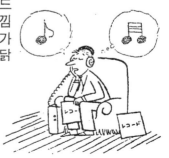

25. 어떠한 때도 반드시 거짓말을 하는 자가 경찰
    에 잡혔다. 살인용의자였는데 조사를 해보니
    범인이 아니었다.
    그러자 심술쟁이 수사관이 "넌 사람을 죽이
    지 않았군"이라고 말했다. 이 말에 대하여 이
    거짓말쟁이는 무어라 대답했을까?

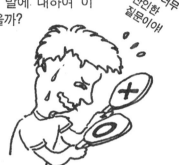

이건 너무
잔인한
질문이야!

26. 한 마리의 큰 코끼리가 있다. 이 코끼리의 중
    량을 알고 싶은데 그만한 저울이 없다. 있는
    것은 가정용 2Kg짜리 저울 뿐이다. 어떻게 하
    면 이 코끼리의 무게를 알아볼 수 있을까?

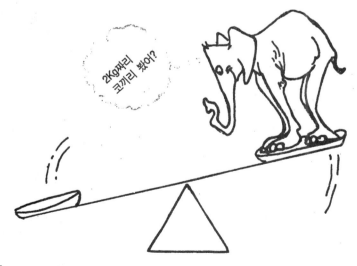

2Kg짜리
코끼리 봤어!?

27. 각기 용량이 다른 A, B, C 3개의 병을 사용하여 일정한 물의 양을 측정하는 문제이다. 위의 표1에서 6까지 순서에 따라 A, B, C의 3병을 어떻게 사용하면 구하려는 물의 양을 간단히 측정해 구할 수가 있을까를 생각해 보자.

	●병의 용량			●구하려는 물의 양
	A	B	C	
1	21	127	3	100
2	14	163	25	99
3	18	43	10	5
4	4	37	6	21
5	20	59	4	31
6	15	32	2	13

28. 중요한 손님이 1시간 후에 찾아오게 되어있다. 이런 때에 그만 실수로 주전자의 물을 엎질러 손님이 앉을 방석을 적시고 말았다.
햇볕에 말리면 1시간 정도로 마르겠지만 마침 밖에는 비가 내리고 있었다. 게다가 다른 방석도 없고 해서 그림속에 있는 어떤 것을 이용하여 재빨리 말릴 수 있었다. 자, 당신이라면 어떤 것을 사용할 것인가?

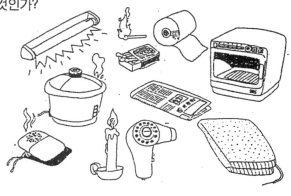

29. ① A속의 입방체는 몇 개일까?
    ② B에서는 좌의 어느 쪽의 입방체가 튀어나
       온 듯이 보일까?

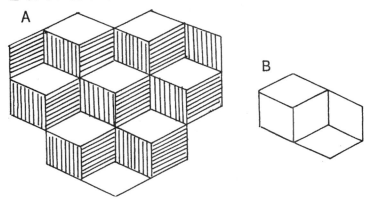

30. 정사각형의 종이를 가위로 잘라내고 어느 영
    어의 글자를 하나씩 만들었다. 다음에 있는 것
    은 그 나머지의 종이조각이다. 그러면 이 나머
    지의 조각으로 상상해서 (ㄱ)~(ㅁ)까지 어떤 알
    파벳을 잘라냈나 알아맞추길…

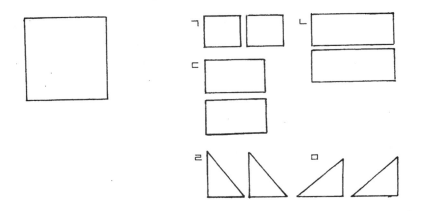

31. A지점에서 B지점까지는 경사길로 이어져 있다. 그런데 A지점에서 B지점에 가는 것이나 반대로 B지점에서 A지점에 가는 것이나 같은 상태로 걸었을 경우 소요시간에는 차이가 없다. 이 경사길은 15°의 경사로 되어있다 소요시간에 차이가 없는 까닭은 무엇일까?

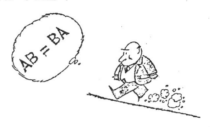

32. 어떤 산길의 A지점에서 B지점까지 가는데 혼자 가면 5분, 둘이 가면 5분 30초, 셋이 갈 때는 6분이 걸렸다고 한다. 별다른 일이 있어서 걸음이 늦어진 것도 아니다. 그렇다면 한 사람이 추가될 때마다 30초씩 더 소요된 이유는 무엇일까?

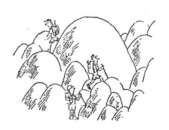

33. 보시다시피 연필이라는 물건인데 어떻게 놓아
도 한면 건너 HB나 마크 표시등이 안보이게
되는지 그 법칙을 말하라. 네 개이상 생각해
내면 상당히 우수하고 8개 이상이면 무지무지
우수하다. '그런 것쯤이야' 라고 생각하겠지만,
보기보다 무척 어렵다. 언제나 말하지만 편견
을 버리는 것이 우선이다.

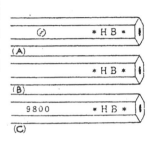

34. 친구 한명이 병원에 입원했다기에 우리 셋이
문병을 갔다. 마침 빈손이라 1인당 만원씩 걷
어 과일이라도 사기로 하고 3만원을 모은 뒤
병원에서 수고하시는 아주머니에게 부탁해 메
론을 사게 했다. 아주머니는 5천원을 깎았다
며 사온 메론과 함께 돈을 내놓아 우리는 각
각 천원씩을 나눠갖고 이천원을 그 아주머니
에게 주었다. 한참 웃으며 담소하는데 갑자기
A라는 친구가 "어! 이상하다!" 라고 하는 것이
다. 이유인즉 문병온 우리 세명이 각자 낸 만
원 중에서 다시 천원씩 받았으니 9천원씩 낸
꼴이니 거기에 3을 곱하면 27,000원 아주머니
에게 준 돈이 2,000원. 그러면 29,000원이 된
다. "어? 천원이 어디갔지?"

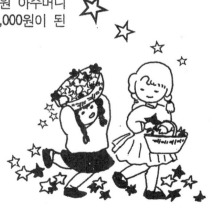

35. 꽃님이 아빠는 밤늦게 귀가할 때는 언제든지
택시를 이용해 같은 길을 지나온다. 꽃님이네
집은 위 그림지도의 A지점에 있다. 아빠는 B
지점으로부터 들어와서 A지점에 도착하는 가
장 빠른 방법을 선택한다.
꽃님이 아빠의 귀가길 순서를 표시해보자. 그
림 속의 길은 모두 택시가 다닐 수 있는 폭인
4m라고 한다.

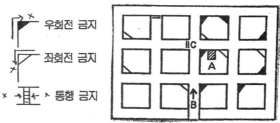

36. 그림과 같은 원통형의 삿갓을 씌운 조명기구
를 그림처럼 벽에 달았을 때 이 벽에서 거의
빛이 이르지 않는 부분은 어디일까?

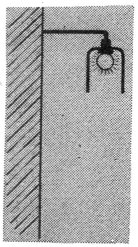

37. 그림처럼 책장에 아주 옛날에 출판된 문학전
집이 꽂혀있다. 이 전집의 제1권 제1페이지에
숨어든 벌레가 책을 잠식하면서 제2권의 마지
막 페이지에 도달했을 경우 이 벌레는 얼마만
큼의 거리를 움직인 셈이 될까? 단 이 전집의
표지두께는 2mm, 책의 속장 부분의 두께는
3cm라고 한다.

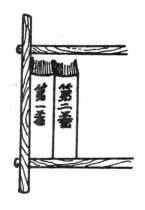

38. 사냥꾼이 산막을 나와 남쪽으로 10km걸었다.
거기서 방향을 바꾸어 서쪽으로 10km걷고는
다시 방향을 바꾸어 북쪽으로 10km를 걸었더
니 자기 산막에 되돌아왔다고 한다. 물론 산막
의 위치는 처음부터 변한 것은 아니다. 이런
묘한 일이 있을 수 있을까?

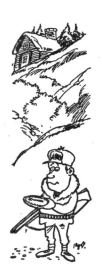

39. 1리터 짜리 됫박이 있다. 이 됫박 1개만을 사용하여 정확히 0.5리터의 물을 부으려면 어떻게 하면 좋을까?

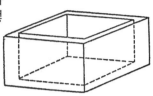

40. 큰 궤종시계는 시간을 알리는 종소리가 대단히 느릿느릿하게 울린다. 12시라는 것을 알기 위해서는 꽤나 긴 시간동안 종소리를 세지 않으면 안된다. 종소리의 간격을 5초로 하면 12시를 알리는데는 몇초가 걸릴까? 또 6시라는 것을 알기 위해서는 몇초 걸릴까?

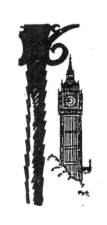

41. 5마리의 고양이가 5마리의 쥐를 잡는데 5분이 걸린다면 100마리의 쥐를 100분 동안에 잡는데는 몇마리의 고양이가 필요할까?

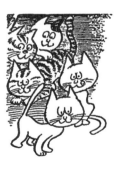

시인(詩人)

아폴로 신이 신성한 희생자로
시인을 불러내기 전에는
그는 부질없는 세상의 번민 속에
무기력하게 가라앉아 있다.
그의 성스러운 거문고는 울리지 않고
영혼은 얼어붙은 꿈을 먹는다.
이 세상 보잘 것 없는 아이들 가운데
아마도 그는 가장 미미하리라.

그러나 신의 음성이
예민한 청각에 와 닿기만 하면,
시인의 영혼은 잠을 깬 독수리처럼 약동한다.
그는 이 세상의 위안 속에서 괴로워하고
사람들의 소문을 멀리 한다.
민중에게 숭배받는 것의 발치에
자랑스런 머리를 숙이지는 않는다.
야심적이고 엄숙한 그는
소리와 혼돈에 가득 차
황량한 바닷가로,
또 넓게 술렁이는 떡갈나무 숲속으로 달려간다.

— 푸쉬킨

수리
재치퀴즈

이건 초등학생도 풀수 있는 퀴즈입니다! 당신의 실력은 어느 정도?

Q1

여기는 선거 속보반

내가 살고 있는 시(市)에서 시장선거가 실시되었다. 후보자는 A, B, C의 3사람으로서 개표결과는 다음과 같았다.

A와 B의 표를 합하면 전 투표수의 59%. A와 C의 득표수의 합계는 87021표, 그리고 B의 득표수는 38048표이다. 투표의 방식은 용지에 한 사람의 이름만 쓰는 단기식(單記式)으로 무효표는 전혀 없었다. 그럼 시장에 당선된 사람은 A, B, C중 누구였을까?

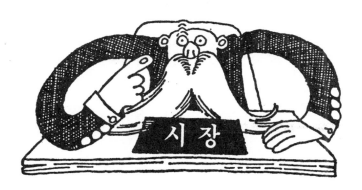

Q2

절약시대

A지점에서 B지점까지 전철로 140원, 버스는 180원, B지점에서 C지점까지는 전철로 120원, 버스는 160원이 든다. 그러나 A지점에서 C지점까지 표를 사면 할인이 되어 전철은 10%, 버스는 왕복일 경우에만 20% 할인이 된다. 그럼 A지점과 C지점을 왕복하려면 최저 비용은 얼마일까?

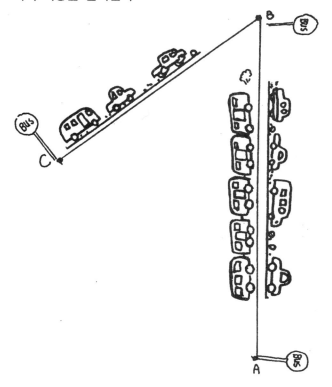

Q3

세기적 마방진

마방진(魔方陣) : 가로, 세로, 대각선 등 어느 쪽으로 합해도 수가 같도록 한 것.
그림의 마방진은 세로, 가로, 대각선의 합이 각각 264로 되어 있다. 이것을 전혀 다른 배열로 역시 합이 264의 다른 마방진으로 만들고 싶다. 룰만 알면 10초만에도 가능하다. 사물에 사로잡히지 않는 방향전환의 센스가 필요하다.

18	99	61	86
66	81	19	98
89	68	96	11
91	16	88	69

Q4

해봅시다!

어느 변덕스런 재벌이 있었다. 이 사람이 지름 100m가 되는 원형의 땅을 사고는 두채의 집과 나무를 심었다. 변덕스럽다는 것은 "점선으로 표시한 부분에 가로, 세로 모두 직선 50m의 수영장을 만들어라" 라고 지시했던 것이다. 가로 뿐이면 100m가 충분히 되지만 세로는 보시다시피의 땅밖에 없다. 그런데 고민하던 설계사는 갑자기 일어서서 "해봅시다" 라고 했다. 어떤 방법으로 일을 성사시켰을까? 물론 2채의 집과 나무를 옮기는 방법은 아니다.

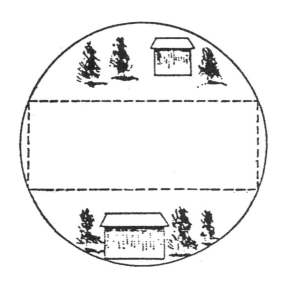

Q5

1m÷3=33.333···

나의 친구 M은 궤변의 천재이다. 오늘도 나를 골탕먹이려고 어려운 문제를 가지고 왔다. 그가 말하는 것을 듣고, 그의 주장이 옳은지 그른지 판단해 주기 바란다.

〈M의 주장〉

여기 1m의 끈이 있다. 이것을 3등분하고 싶은데, 1m÷3=33. 333···cm가 되어 완전히 나눌 수 없다. 그러니까 1m의 끈 뒤에 3등분 점은 있지도 않고, 또 그것을 3등분 하기는 불가능하다. 아무리 정확히 3등분 한다고 해도 그 길이는 33.333···4, 또는 33. 333···2cm와 같이 반드시 그 최소단위에 오차가 생기기 때문에 정확히 나누었다고는 할 수 없다.

그러면 그의.주장은 옳은 것일까? 만약 옳다면 정말 1m의 끈은 3등분되지 않는 것일까?

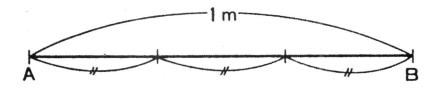

Q6

저축 대작전

난 1원 짜리를 지그시 노려보며 생각했다. 이 1원 가지고는 아무 것도 살수 없다. 그런데 왜 존재하는 걸까…? 하지만 '티끌모아 태산'이라고 오늘은 1원, 내일은 2원, 모래는 4원 이같이 곱에 곱으로 저축해 보자. 그렇다면 내 아르바이트금인 13만원 이상을 저축하려면 며칠이나 걸릴까?

1	→	1
2	→	2
3	→	4
4	→	8
5	→	16
⋮		⋮
?	→	130,000

Q7

일류학교의 수학

같은 숫자 3개를 사용하여 만들 수 있는 최대의 수를 생각해 보자. 예를 들면 5의 경우 그림처럼 거듭제곱하면 된다. 그럼 2와 3의 경우는 어떻게 될까?

$$5 \rightarrow 5^{5^{5}}$$

$$3 \rightarrow 333?$$

$$2 \rightarrow 222?$$

Q8

이상한 쇼핑

　형사 콜롬보가 어떤 가게에 물건을 사러갔다. 콜롬보가 그 상품을 들고 "1이면 얼마요?" 라고 묻자 가게주인은 "네, 100원입니다." 라고 대답했다. 다시 "그럼 11이면?" 이라고 묻자, "네, 200원입니다. 111이면 300원, 1111이면 400원이예요." 라고 대답했다. 매우 우스운 계산이다. 도대체 형사 콜롬보가 사려고, 또 가게 주인이 팔려고 한 물건은 무엇일까?

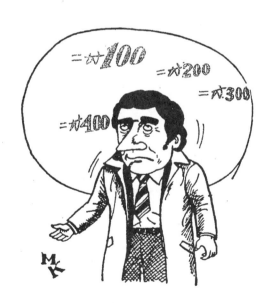

Q9

뉴튼도 모를걸?

　숫자와 물리학을 조합한 고도의 문제를 하나 내놓겠다. 그림과 같이 포개어 쌓은 7개의 저울의 맨 꼭대기에 사과를 1개 놓았다. 그러자 저울 A는 100g을 가리키고 그 아래의 B열의 저울은 각각 150g을 가리키고 있다.

　그렇게 되면 C열의 저울과 맨 아래의 저울 D는 각각 몇 g을 가리키겠는가? 단, 모든 저울은 같은 무게이다.

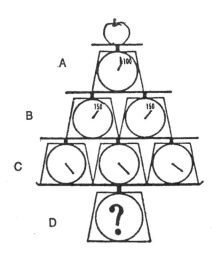

Q10
계단이냐, 에스컬레이터냐?

A와 B가 내기를 했다. 백화점의 1층에서 13층의 옥상까지 에스컬레이터로 가는 것과 계단을 발로 뛰어오르는 것과 어느 쪽이 빠르냐 하는 내기다. A는 계단을 B는 에스컬레이터를 선택했다. 계단은 1층에 5분 걸려 올라갈 수 있고 에스컬레이터는 1층에 4분 걸리지만 도중 3층과 5층, 7층에서는 에스컬레이터가 반대쪽에 있기 때문에, 다음 에스컬레이터로 돌아가는데에 각각 4분씩 걸린다. 그럼, A와 B중 누가 먼저 옥상에 도착할까?

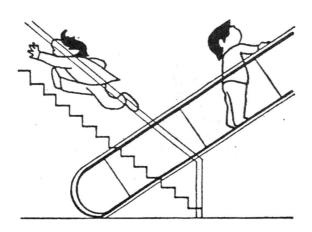

Q11

3초 이내에

여기 그림과 같은 정삼각형 A, B, C가 있다. A, B의 3분의 1이
되는 곳과 B, C의 3분의 1되는 곳에 직선으로 연결해서 만들어진
작은 삼각형(회색 부분)과 남아있는 흰 부분중 어느 쪽이 클까?

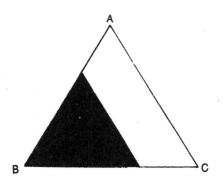

Q12

치즈케익 가르기

　그림처럼 1개의 치즈케익이 있는데 지금 나이프를 사용하여 2등분한 장면이다. 12등분 하기 위해서는 앞으로 몇번 더 나이프를 사용하면 될까?

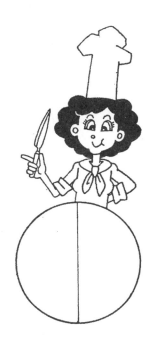

Q13

해적방송국(?)

A지구에는 공교롭게도 2개의 해적라디오 방송국이 있는데 어느 쪽도 기상청에 의지하지 않고 오리지널 일기예보를 방송하고 있다. 그 예보의 적중율은 A방송국이 70%, B방송국이 20%이다. 정확한 일기예보를 알고 싶을 때 당신이라면 어느 방송국에 싸이클을 맞추겠는가?

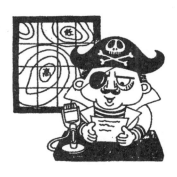

Q14

손가락 산수

한 손만을 사용하여 엄지로부터 1을 시작으로 새끼손가락까지 5, 다시 약지로부터 6을 시작으로 새끼손가락까지 9, 다음 인지로부터 10을 시작으로 새끼손가락까지 세는 식으로 계속 반복해서 센다면 100은 어느 손가락이 될까?

Ⓐ 엄지
Ⓑ 인지
Ⓒ 중지
Ⓓ 약지
Ⓔ 새끼손가락

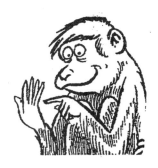

독자 여러분의 지적 수준을 측정할 수 있는 기회입니다. 문제는 문학, 과학, 사회, 예술, 상식, 시사용어 등 여러 분야가 골고루 출제되어 있습니다. 총 82문항 중 75문항 이상만 맞추시면 당신은 높은 지식의 소유자라고 자부하셔도 좋을 것입니다.

<문학편>

1. 다음 설명이 가리키는 숫자의 합은 얼마이겠습니까?
   1. 엘리엇(T.S.Eliot)이 노래한 '잔인한 달'
   2. 춘향의 마음

2. 다음은 심훈(沈熏) 선생의 옥중 편지 글중의 일부입니다. 끝까지 잘 읽으시고 물음에 답해 주십시오.

   어머님
   어머님께서는 조금도 저를 위하여 근심하지 마셔요.
   지금 우리나라에는 어머님 같으신 어머니들이 천 분이요, 만 분이나 계시지 않습니까?
   어머님께서는 이 땅의 이슬을 받고 자라나신 공로 많고 소중한 따님의 한 분이시고, 저는 어머님보다 더 크신 어머님을 위하여 한 몸을 바치려는, 이 땅의 영광스런 사나이외다.

   이 글중에서 특히 '어머님보다 더 크신 어머님'이란 무엇을 뜻하는 말입니까?

3. 크리티라는 물의 요정은 초록빛 옷을 입고, 바다 밑에 갇혀 살았다. 다만 밤에만 대신(大神)의 허락을 받아 뭍에 오를 수 있었으나 동이 틀 무렵이면 다시 바다 밑으로 돌아가야 했다. 어느날 밤 뭍에 올랐던 요정 크리티는 노래하고 춤을 추다 그만 동이 트는 것을 잊고 말았다.

마침내 날이 밝자 금빛 수레에 탄 해의 신 아폴로의 황홀한 모습이 하늘에 떠올랐다. 천상(天上)의 아폴로를 눈부시게 쳐다보기 아흐레째 되던 날 크리티는 고향으로 돌아가려 했으나 크리티의 발밑에는 뿌리가 박혔다. 이와 같은 희랍신화에서의 이야기를 지니고 있는 꽃은 무슨 꽃일까요?

4. 우리는 이 작품의 등장인물과 주요 사건들을 그대로 마르크시즘 이후의 소련 역사에 대입시킬 수가 있습니다. 예를 들어 이 작품에서 예언자로 등장하는 메이저 영감은 마르크스 그 자신이며, 음험한 현실주의 독재자 나폴레옹은 어김없는 스탈린이고, 또한 스탈린에게 축출당한 트로츠키는 이 작품에서 이상주의자 스노우볼로 나오죠. 더욱이 메이저 영감의 연설은 자본가를 인간으로, 노동자를 동물로 바꾼 마르크스의 공산당 선언이며 혁명의 이념은 사라지고 이른바 새로운 계급으로 자본주의 체제와 동화하는 소비에트의 타락과정은 이 작품의 사건 추이에서 정확하게 재현되고 있죠.

소비에트 권력체제를 모델로 하고, 동물을 의인화시켜 인간의 제국을 풍자한 조지 오웰이 쓴 이 작품은 무엇입니까?

5. 10세기 불란서 문학의 한 페이지를 장식했던 이 두사람은 뛰어난 화술과 풍부한 상상력으로 독자를 휘어잡는 아버지와 더없이 아름답고 낭만적인 사랑의 이야기를 구사한 아들로, 흑인의 피를 이어받았다고 전합니다.

흔히 두 사람을 구분하기 위해 아버지를 '대(大)무엇', 아들은 '소(小)무엇'이라고 부르고 있습니다. 이들은 누구일까요?

6. 다음 내용을 잘 보시고 이 글은 무엇을 묘사한 것인지 대답하여 주십시오.

   눈을 들어보니 물 밑 홍운(紅雲)을 해앗고 큰 실오리 같은 줄이 붉기 더욱 기이하며 기운이 진홍(眞紅) 같은 것이 차차 나와 손바닥 넓이 같은 것이 그믐밤에 보는 숯불빛 같더라. 차차 나오더니 그 우흐로 적은 회로리 밤(栗) 같은 것이 붉기 호박구슬 같고 맑고 통냥 하기는 호박도곤 더 곱더라.

7. 옛날엔 '人(사람 인변)'에 '口(입 구)'라 썼으며 또 '言(말씀 언변)'에 '心(마음 심)'이라 쓴 글써체도 있었습니다. 일찍이 공자(公子)가 "상대방에 진심으로 대하면 그 쪽에서 돌아오는 것이 바로 이것이다"라고 설명한 바 있는 이 글자는 '사람(人)이 하는 말(言)에 거짓이 없는 일, 곧 성실'을 뜻합니다.
   이 글자는 무엇입니까?

8. 다음 문장은 어떤 소설의 일부분입니다.
   그리고 저걸 봐! 저 아래 밀밭이 보이지?
   나는 빵은 안먹어. 그래서 밀은 내겐 아무 소용이 없어.
   밀밭은 내게 아무것도 생각나게 하지 않는단 말이야.
   그건 슬픈 일이지.
   황금색의 말은 네 생각을 하게 해줄거야.
   그리고 나는 밀밭을 지나가는 바람소리를 좋아하게 될거야….
   이것은 누구와 누구의 대화입니까?

9. 김소월의 진달래꽃은 이별의 슬픔을 체념으로 승화·극복한 서정시로, 원망을 초극한 애정의 발로라는 점에서 슬프나 슬퍼하지 않는 애이불비(哀而不悲)의 유교정신과 통해 있습니다. 이 시의 정신을 시대적으로 거슬러 올라가 보면 이조 때는 황진이의 시조에 나타나 있고 향가 중에는 『도솔가』에서 찾아볼 수가 있는데, 그러면 고려 가요 중 『악장가사』에 실려있는 이별가는 무엇입니까?

10. 다음에서 연결되는 짝을 말하세요.

   세익스피어 작품의 로미오와 줄리엣, 메테를링크 작품의 치르치르와 미치르, 스티븐슨 소설의 지킬박사와 하이드, 우리나라에서는 이도령과 성춘향이 많이 알려져 있습니다.

   그러면 우리나라에서 『지와 사랑』으로 알려진 헤르만 헤세의 소설 속 주인공 나르찌스의 짝은 누구입니까?

11. 4×6판이라기 보다는 5×7판에 가까웠으며 총 167면이었던 이 책에는 염상섭(廉想涉), 변영로(卞榮魯)의 축사와 김찬영의 축시, 장도빈의 『서(序)』 등이 실렸고, 김찬영이 장정을 맡았습니다.

   베르레느의 시 21편, 구르몽의 시 10편, 보들레르의 시 6편, 예이츠의 시 6편 등 모두 27명의 시 84편이 수록된 이 책은, 초기 상징주의의 시를 소개함으로써 주요한, 황석우 등에 영향을 주어 우리나라의 신시를 참된 뜻에서 근대시로 전환시키는 원동력이 되었습니다. 1921년 3월 20일 광익서관에서 발행한 우리나라 최초의 번역시집은?

12. 1. 영국 사람 토마스 모어(Thomas More)의 이상향은 아무데도 없는 나라라는 뜻을 가진 말인 『유토피아(Utopia)』였습니다.
   2. 이탈리아 사람 캄파넬라(Thomas Campanella)는 『태양의 나라(Citta del sole)』라는 이상향을 그렸고,
   3. 역시 영국사람인 제임스 힐튼(James Hilton)은 『잃어버린 지평성(Lost Horizon)』이라는 책에서 『샹리라(Shanglira)』라는 이상향을 그렸습니다.
   4. 우리나라 허균이 쓴 『홍길동전』에는 『율도국』이라는 이상향이 나오는데요. 그러면 도연명이 쓴 『도화원기』에 나오는 이상향은 무엇일까요?

<과학편>

퀴즈아카데미(과학편)

1. 다음은 우리 일상생활에서 늘 하는 일인데요, 이 일들을 가능하게 하는 자연현상을 흔히 무엇이라고 할까요?
   1. 만년필로 글씨를 쓴다.
   2. 행주로 식탁의 물기를 닦는다.
   3. 빵에 우유를 찍어 먹는다.
   4. 크로마토그래피(chromatography)를 행한다.

2. 지축이 공전 궤도면에 대해 66.5°의 기울기를 가졌기 때문에 생기는 것으로서, 북위 70° 부근에서는 88일간, 북위 80° 부근에서는 약 138일간 계속되는 이 현상은 남반구에서는 동지 무렵에, 북반구에서는 하지 무렵에 나타납니다. 밤낮으로 태양이 빛나 밤에도 태양을 볼 수 있는 이 현상을 무엇이라고 합니까?

3. 200년 전까지만 하더라도 유럽에서는 이 진귀한 동물이 있다는 것을 전혀 몰랐으나 1770년 쿠크(Cook)선장이 처음으로 발견해서 유럽에 소개함으로써 널리 알려졌다고 합니다. 키는 60cm정도에서 2m가 되는 것도 있으며 단번에 5m나 점프할 수 있고, 암컷의 배에 육아낭이 있어 새끼를 그 속에 넣어 기릅니다. 이 동물 이름은?

4. 세계 최초의 이것은 1803년 프랑스에서 만들어진 것이라고도 하고, 런던의 리전트(Regent)공원 내에서 만들어진 것이라고도 합니다. 현재 세계에는 이것이 수백 군데에 설치되어 운영되고 있는데 그중 세계 최대의 것으로 유명한 것은 시카고의 존 세드의 것으로서 132개의 대수조(大水槽)와 45만 갤론의 물을 모아놓고 있으며, 이것에 필요한 고기를 수송키 위한 전용열차까지 가지고 있다 합니다. 생태를 관찰하기 어려운 계류(溪流), 해저(海底), 대양(大洋) 등에 서식하는 수중생물을 연구, 관찰하기 쉽게 만든 이 시설은 무엇일까요?

5. 우리나라 통영을 비롯한 여수나 추자도를 중심으로 서해는 평북, 동해는 함경남도 연해까지 분포하며 일본에서도 많이 잡힙니다. 산란기는 3~7월 경으로 수온 20℃ 때에 약 30시간만에 알이 부화되며 그 알의 크기는 약 1.5mm정도입니다. 이 고기는 말려서 먹기도 하고 젓갈을 담아 먹기도 하는데 마른 것은 여수에서 난 것이 좋다고 하며, 젓갈용은 추자도산(産)이 제일 좋다고 합니다. 무엇일까요?

6. 다음 영문(英文)을 잘 읽고 누구와 관련된 것인지 말씀해 주십시오.
"I never did anything worth doing by accident, nor did any of my inventions come by accident; they came by work." Was the way he explained his success.
He also said "Genius in one percent .inspiration and ninetynine percent perspiration."
He great inventions were were the fruit of long and painstaking effort.
Who is he?

7. 다음은 이것의 분류입니다.
① 알부민, 글로불린, 글루테린, 프롤라민, 알부미노이드, 스클레로프로테인, 히스톤, 프로타민 등의 단순한 형태와
② 누클레오프로테인, 글리코프로테인, 크로모프로테인, 포스포프로테인 등의 복합형태가 있습니다.
③ 일반적으로 이것은 맛이 없으며, 가수분해하면 쓴 맛이 납니다.
④ 이것이 동식물체 세포의 원형질(protoplasm)의 주성분이 되는 동시에 조직 중 모든 세포 속에 있으며, 동식물체를 구성하는 함질소 유기물의 주체입니다.
⑤ 이것은 당질이나 지방과 달리 그 구성 원소 중에 탄소, 수소와 산소 외에 약 16%의 질소를 가지고 있습니다.
　이것은 무엇일까요?

8. 의학의 아버지인 히포크라테스는 출산시 진통을 겪는 산모에게 버드나무 껍질을 씹도록 했고, 로마시대에는 신경특효약으로 포플라 껍질을 사용했듯이, 이 약의 주성분은 살리실산염으로 버드나무 등의 식물에서 추출했습니다.
   살리실(Salicyl)산의 초산 에테르로 무색의 바늘모양, 혹은 비닐모양의 결정성 분말인데, 냄새가 없고 약간 신맛이 납니다. 해열제나 진통제로 흔히 사용되고 있는 이 약은?

9. 이것이 강력한 근육의 수축에 의하여 중앙에 빈 곳을 만들어 공기를 희박하게 함으로써 흡착됩니다. 동물이 다른 물체에 흡착하는 기관으로 접시모양, 혹모양, 쟁반모양 등이 있습니다.
   무엇일까요?
   힌트 : 문어나 오징어, 거머리입 등에 붙어있죠.

10. 탄생석은 태어난 달을 상징하는 보석으로 이것을 몸에 지니면 행운이 온다는 속설이 있어 흔히 생일 선물로 이 탄생석을 주고 받는 것을 볼수 있는데요. 보석, 관습에 따라 다소의 변화는 있지만 에머럴드는 5월석, 진주는 6월석, 7월은 루비, 9월은 사파이어 등으로 나누어집니다. 그럼 4월의 탄생석으로 산, 알카리에 강하며 굴절율이 크고 인광을 발해 보석용으로 많이 쓰이는 비중 3.52~3.53, 경도 10의 이 보석은 무엇입니까?

<사회편>

1. 17세기 이탈리아 천문학자 갈릴레이는 법정에서까지 "그래도 지구는 돈다"는 유명한 이야기로 자기의 주장을 굽히지 않음과 동시에 코페르니쿠스가 주장한 지동설을 지지했는데요, 그후 1세기가 지난

18세기에 "무릇 땅덩어리는 하루에 한번씩 돈다"는 지전설(地轉設)을 주장한 우리나라의 천문학자가 있습니다. 최초의 기화설(氣化設)의 제창자이자 산수, 역학 등 실용과학에 독보적인 존재였던 그는 누구입니까?

2. 이 섬은 우리나라 원양어선의 근거지로서 고종 22년 영국의 동양함대가 점령했을 때 '포트 해밀턴(Port Hamilton)'이라고 부르기 시작하면서 국제적으로도 널리 알려졌습니다. 조선말엽 소련의 극동진출을 막기 위해 영국이 임의로 점령했던 섬으로 고도(古島), 동도(東島), 서도(西島)의 세 섬을 가진 전남 남해성에 위치한 섬입니다. 다도해 남단에서 가장 큰 이 섬의 명칭은 무엇입니까?

3. 신라 47대 현안왕 또는 48대 경문왕의 서자라고 전해지는 그는 성정이 혹독하고 교만하였으며, 왕이 된 뒤로는 스스로를 미륵불이라 일컬었습니다. 그러나 민심을 얻지 못하여 918년에 왕건의 군사에게 패하여 도망가다가 죽고 말았습니다.
   일찍이 신라 진성왕 5년에 북원(北原), 곧 지금의 원주에서 일어나 광화 원년에 송도로 옮기어 도읍을 정하고 국호를 후고구려, 마진, 태봉이라 하였던 그는 누구입니까?

4. '동방 견문록'의 저자인 마르코 폴로는 1217년 베니스를 출발하여 중앙 아시아, 텐샨 산맥을 거쳐 4년 동안의 긴 여행 끝에 당시 원나라의 수도인 북경에 도달했다고 하는데요. 그가 여행한 이 육로는 고대 동서 문화의 최요충지이며, 중요한 교통로입니다. 중국의 특정물건이 로마제국으로 전해진 데서 유래된 이 길의 이름은 무엇입니까?

5. 이것의 실시는 공인(貢人)의 등장을 보게 하였으며, 아울러 도매상의 출현과 더불어 상품, 화폐경제의 발달을 가져왔습니다. 이것의 관리는 선혜청(宣惠廳)에서 하였는데, 토산물의 공납을 쌀로 대신

케하여 균등한 징수로서 지방민의 피해를 방지하고, 또 임진왜란 직후의 식량의 부족을 보충하여 민생의 안정을 꾀하는 방책이었습니다. 선조 때부터 고종 때까지 실시된 이 납세제도의 명칭은 무엇이었습니까?

6. "지식인이 정보와 창조적 활동의 자유를 확대하려 노력하는 것은 정당하며 또 자연스런 일입니다. 그러나 국가는 이러한 노력을 모두 제한, 예를 들어 행정상의 압력·파면·재판을 써서 억압하고 있다."고 70년에 대담하게도 민주화를 요구하는 성명서를 낸 바 있는 그는 이보다 2년 전에 이미 『진보·평화 공존 및 지적 자유』라는 책을 낸 적도 있습니다.
   75년도 노벨 평화상 수상자이고 반체제 운동의 기수로, 소련수소 폭탄의 아버지로 일컬어지는 이 사람은 누구입니까?

7. 유럽 세계의 성립을 설명하기 위해서는 꼭 다음의 부족들이 등장하는데요, 이 부족들을 전체적으로는 무엇이라 부릅니까?
   동고트족은 흑해 북쪽에 살았고, 서고트족은 흑해 서북쪽에 살았고, 반달족은 중부 독일지역에 살았고, 부르군트족은 북부 독일지역에 살았고, 프랑크족은 라인강 하류에 살았고, 랑고바르드족은 독일 동부에 살았고, 앵글로색슨족은 독일 북부에 살았던 부족입니다.

8. 일찍이, 비스마르크는 독일의 국권을 신장시키는 것은 정치가들의 언론이나 국민의 다수결이 아니고, 오로지 철과 피 뿐이라고 의회에서 선언한 데서 철혈재상(鐵血宰相)이란 별칭이 붙게 되었죠. 그러면 2차 대전시 국민들에게 "피와 땀과 눈물만이 조국을 위해 필요한 것"이라 해서 당시 승전을 위한 기틀을 마련케 한 사람은 누구일까요?

9. 당 태종이 수륙양군으로 고구려를 침범하자 고구려의 명장 연개소문

은 고연수, 고혜진으로 하여금 이 성(城)을 구원하게 했습니다. 당이 80여일 수백회의 공격에도 이 성이 함락되지 않자, 태종은 오히려 비단 100필을 주어 성주(城主)인 양만춘(楊萬春)의 무용(武勇)을 격찬했다고 전하는 이 성의 이름은 무엇일까요?

10. 다음 내용은 어떤 문화를 설명하는 것일까요?

다신교로서 지신(Marduk), 천신(Anu) 등의 많은 신이 있었으며, 내세적이 아닌 현실적인 윤리관으로 주술, 점성술이 발달하여 천문학이 발달됨에 따라서 태음력(太陰曆)을 사용하였으며, 방정식, 60전법 등 수학의 발달도 뛰어났습니다. 함무라비 법전, 아치형의 돌조각, 설형문자의 유산을 남겼는데 기름지고 관개가 편리한 티그리스, 유프라테스 강 유역에서 번창하였습니다.

11. 니이체의 소설 『짜라투스투라는 이렇게 말했다』는 '영겁(永劫)의 회귀(回歸)'와 '운명의 사랑'의 결단을 통한 초인의 이상(理想)을 역설한 그의 독특한 저서로서 시트라우스는 그의 교향시 작품 30번에 같은 제목을 붙이고 있는데요. 이 주인공 짜라투스투라는 페르시아의 고대 종교중 어떤 종교의 창시자의 이름을 본딴 것일까요?

12. 고려 문종의 넷째 왕자였던 그는 부왕의 만류에도 불구하고 송(宋)에 건너가 불법을 닦고 고승이 되었습니다. 귀국 후 그는 흥왕사(興旺寺)에 교장도감(敎藏都監)을 설치해 요, 송, 일본 등에서 불경을 수집하고, 또 옛책을 모아 『속장경(續藏經)』을 간행하였을 뿐만 아니라, 당시 여러 종파로 나누어져 있던 불교계를 혁신하기 위해 노력하였습니다.

그리하여 그는 교종과 선종의 화합을 주장해 우리 나라에서 처음으로 천태종(天台宗)을 열고 그 시조가 되었습니다.

여기에서 말하는 '그'란 누구를 가리킵니까?

<예술편>

1. 증기선(蒸氣船) 때문에 일자리를 빼앗긴 선원들이나 북유럽 바이킹의 자손들이 뭍에서의 생활(육지생활)을 하기 시작하면서부터 이 경기는 유래됐다고 합니다. 케임브리지 대학과 옥스퍼드 대학 사이에 매년 테임즈 강에서 벌어지는 이 경기는 올림픽 경기종목의 하나입니다. 무슨 경기일까요?

2. 야구에서 타자와 주자(runner)가 미리 짜고서, 투수의 투구 동작과 동시에 주자는 다음 루(壘)로 뛰고, 타자는 볼, 스트라이크에 관계없이 그 투구를 때리는 식의 적극적인 공격법을 가리켜 무엇이라고 할까요?

3. 80년 4월 3일 인천에서는 건국대 황병일 선수에 의해 국내 최초의 새로운 기록이 수립됐습니다. 단타, 2루타, 3루타, 홈런까지 곁들인 네 종류의 안타를 날려서 극적인 기록을 세운 것이죠. 이처럼 한 선수가 한 게임에서 순서에 관계없이 네 종류의 안타를 모두 때리는 것을 무엇이라고 할까요?

4. 이 무용은 스페인의 국민예술입니다. '스페인 사람의 혈관에는 무용의 리듬이 흐르고 있다'고 할 정도로 무용은 국민적인 것이고, 교회 제단 앞에서 조차 춤을 출 정도로 생활전반에 걸쳐 있습니다. '도망 간 백성' 또는 '불꽃'을 뜻하는 이 스페인 민속 무용은 탱고, 삼바, 알레그레아스, 사파데이트 등의 유형을 가지고 있으며 그때 그때의 무드에 따라 행해지는데, 손가락 소리를 내는 피토스와 손을 두드리고 발을 굴리는 자파테아도 등의 기법이 사용됩니다. 안달루시아의 집시예술이라 할 수 있는 이 스페인 민속무용은 무엇일까요?

5. 폴 뉴만이 주연했던 영화 『엑소더스』는 〈구약〉의 『출애굽기』를 소재로 아랍인에 억류되었던 이스라엘인의 탈출을 그린 대작(大作)입니다. 그럼 이 영화에서 폴 뉴먼이 맡았던 역할은 『출애굽기』의 어떤 인물과 비교될 수 있습니까?

6. 이 축구의 기술은 팔 이외의 모든 신체부위를 써서 행합니다. 이 기술은 고도의 연습에 의해서만 습득할 수 있는데 축구볼의 성질에 따라 가슴이나 발로 자유자재로 멈출 수 있어야 하고, 또 더 나아가서는 다음 동작에 편리하도록 각도나 위치를 잘 맞춰서 해야만 훌륭한 선수라고 할 수 있습니다. 이와같이 축구에 있어 볼을 일단 멈추는 기술을 영어로 무엇이라고 합니까?

7. 다음의 고전음악 작품에서 이 작품들이 갖는 공통된 특징은 무엇입니까?
   1. 베에토벤의 『바이올린 협주곡 C장조』
   2. 모짜르트의 『진혼곡(레퀴엠), 쾌헬(K.) 626』
   3. 풋치니의 3막 오페라 『투란도트(Torandot)』
   4. 바르토크의 『피아노 협주곡 제3번』
   5. 말러(Mahler)의 『교향곡 제10번』
   6. 슈베르트의 『교향곡 8번』

8. 1877년에 제1회 대회가 영국의 런던 남서쪽 13km 교외에 있는 이곳 고급주택지에서 시작되었습니다. 사실상의 세계 테니스 개인선수권 대회나 마찬가지로 인정을 받고 있는 이 대회는 매년 초여름에 개최됩니다. 세계에서 가장 오래된 역사를 갖고 있는 이 대회는 대회 이름이나 지명이 같습니다. 무엇이겠습니까?

9. 이 오페라는 모짜르트 생애의 마지막 해인 1791년에 작곡된 모짜르트 최후의 작품입니다. 젊은 왕자 피미노가 온갖 기괴한 시련을

극복하고 아름다운 왕녀 파미나와 결혼한다는 줄거리의 이 오페라에는 『밤의 여왕』, 『큰 뱀』, 『괴물』, 『피리』, 등 괴이한 것들이 등장하는 이채로운 오페라입니다. 『피가로의 결혼』. 『돈 지오반니』와 함께 모짜르트의 3대 오페라로 손꼽히는 이 작품은 무엇일까요?

10. 밤에 창 밖에서 불리기도 하고, 또는 연주되는 여러 가지 종류의 음악에 적용되지만, 가장 일반적인 것은 밤에 연인의 창가에서 부르는 연가(戀歌)를 가리키는 곡으로 아침의 음악이라고 일컬어지는 요바드(auvade)와 대칭되는 노래나 음악을 무엇이라고 할까요?

11. 가장 대표적인 원근법의 완성작품으로 연구되고 있는 이 그림은 '산타 마리아 델레 그라치에'의 식당에 남아있는 벽화입니다. 이 그림은 이탈리아의 만능인 레오나르도 다빈치(Leonardo da Vinci)가 그린 것으로 13사람이 식탁에 앉아있는 그림으로, 현실감, 입체감을 강하게 나타내는 원근법으로 제작되어 있는 이 그림의 제목은 무엇이겠습니까?

12. 이것은 불교가 우리나라에 들어온 이래로 사원건축이 활발해지자 더욱 발전하게 되었으며 사원에 알맞는 독특한 이것의 무늬가 나타나게 되었습니다. 옛날식의 건물벽, 기둥, 천장 같은 것에 여러 가지 그림과 무늬를 넣어서 그린 채색법의 하나인 이것은 무엇일까요?

13. 손, 발과 머리 부분이 없는 인체의 조각(彫刻)(또는 미완성품)을 미술용어로 무엇이라고 합니까?

<상식편>

1. 황하 상류의 물길은 대단히 험하여 보통 물고기는 오르지 못하고, 혹 올라오는 물고기는 용이 된다는 데서 유래된 것입니다. '출세하는 관문'이라는 뜻을 가진 이 말은 무엇일까요?

2. 범죄 시각에 범죄 현장에 없었거나 또는 있을 수 없었다는 것을 주장해서 무죄를 입증하는 방법으로, '다른 곳에'라는 뜻을 가진 용어는 무엇일까요?

3. 재미있는 영어단어의 표현으로는 forget-me-not 물망초, touch-me-not 봉선화, China는 중국이라는 고유명사의 뜻이 있으면서 집합적인 뜻의 일반명사로 쓰일 때는 도자기가 됩니다. Japan은 일본이라는 고유명사의 뜻이 있으면서, 일반명사로 쓰일 때는 칠기가 되는데요. 그럼, whodunit는 무슨 뜻일까요?

4. 20세 가량의 남자를 일컬어 흔히 약관(弱冠)이라고 하죠. 그럼 20세 가량의 꽃다운 여자를 가리켜서는 흔히 무엇이라고 하나요?

5. 이날의 궁중풍습은 종묘와 각 능원에서 제향을 지내고, 민간에서는 여러가지 음식을 장만하여 차례를 지내며, 조상의 헐은 묘에 떼를 입히는 개사초(改沙草)를 합니다. 이날은 풍우가 심해 불을 금하였다는 설과 진나라 충신 개자추를 애도하는 뜻에서 불을 금하고 찬밥을 먹는다는 설이 있습니다. 이 날은 어떤 날일까요?

6. 어떤 향신료(香辛料)를 가리키는 말일까요?
   ① 열대지방의 기호품으로 정당.

② 서양고추, 후추, 새앙, 마늘, 육계, 울금 등의 분말을 조합한 것.
③ 본래의 이것은 자극성이 많다.
④ 인도가 본거지.

7. 종래에는 나라마다 일정치 않았으나, 250mg을 이것의 1단위로 사용한 적이 있고 근래에는 세계 각국에서 200mg을 이것의 1단위로 채용하고 있습니다. 특히 여자들이 깊은 관심을 갖고 있는 이 중량 단위를 무엇이라 합니까?

8. 양키(Yankee)란 원래 뉴잉글랜드의 원주민을 뜻했던 말이었는데, 오늘날에는 미국인을 조롱해서 일컫는 명칭으로 흔히 사용하고 있죠. 그렇다면 존 불(John Bull)이란 어느나라 사람을 가리키는 별명입니까?

9. 오래 살고 싶다는 것은 사람이면 누구나 갖게 되는 욕망의 하나인데요, 우리 나라에서는 늙지 않고 오래 살았다는 사람으로 어떤 이름을 보기로 들곤 합니다. 한(漢)나라 무제(武帝)때에 벼슬을 했던, 해학으로 이름난 이 사람은 전설적으로 알려져 3천년을 살았다 하여 『삼천갑자(三千甲子) 누구도 저 죽을 날 몰랐다』라고 하는 속담까지 있습니다. 이 사람은 누구일까요?

10. 다음 내용을 잘 보시고 밑줄 친 단어들의 공통점이 무엇인지 대답하여 주십시오.

    The Ram, the Bull, the Heavenly.
    Twins, and next the Crab, the Lion shines,
    The Virgen, and the Scales;
    The Scorpion, Archer, and Sea-goat
    The Damsel with the Watering-Pot
    The Fish with glittering tails.

11. 영국산 사냥개의 일종인 포인터는 적을 만나면 정지하여 콧소리를 내어 적을 가리키는 습성이 있기 때문에 그런 이름이 붙었다고 합니다. 그런데 투우 때 소를 꾀어 끌어내는 노릇을 했기 때문에 이름이 생긴 개가 있습니다. 넓적한 코와 큰 머리 등 험상궂은 생김새와 용감한 성질로 집 지키는 데 알맞은 이 개의 이름은 무엇입니까?

12. 자유, 지성, 국가의 안전을 영어 머리 글자로 모아 1917년 미국의 시카고에서 발족된 실업가 봉사단체를 무엇이라 할까요?

13. 희랍어로 종교적인 사랑을 뜻하는 이 말은, 신의 인간에 대한 사랑 또는 신을 통한 인간의 인간에 대한 진정한 자기 희생의 사랑을 말합니다. 무엇일까요?

14. 요(堯)는 천하를 얻어 임금이 된 다음, 사람을 영천(潁川) 냇가에 보내어 거기서 농사를 짓고 있는, 전에 도를 같이 닦던 시절의 친구인 갑과 을에게 가서, 나와서 벼슬을 하고 같이 일을 하자고 권했습니다. 그랬더니 갑이 그 말을 듣고는 '에이 더러운 소리를 들었군'하고 영천수 흐르는 물에 귀를 씻었습니다. 을이 마침 송아지에게 물을 먹이려다가 그 모양을 보고 "야, 그 물 더러워졌다. 그걸 먹이면 내 송아지가 더러워진다" 하고 송아지를 끌고 위로 올라갔다고 합니다. 여기에서 말하는 갑과 을은 각각 누구를 뜻합니까?

15. 진(晋)나라 차윤이 비단주머니에 반딧불을 잡아넣어 비춰서 책을 읽어 벼슬이 상서랑(尙書郞)이 되었고, 또 진나라 손강(孫康)이 겨울에 눈(雪)에 비춰서 책을 읽어 벼슬이 어사대부(御史大夫)가 되었다는 고사(故事)에서 유래된 '고생을 이기고 공부하여 성공함'을 뜻하는 이 한자성어는 무엇입니까?

<시사편>

1. 1944년 브레튼우즈협정에 의거, 2차 세계대전 이후 세계경제 복원을 위해 1947년 설립됐습니다. 미국 워싱턴에 본부가 있으며 회원국은 1백81개국으로 우리나라는 1955년 8월에 가입했습니다. 유사시 구제금융의 이름으로 투입되는 이것의 재원은 미화로 총2천8백억달러 규모입니다. 이것은 무엇입니까?

2. 국제정세 급변, 사회적 불안 또는 정치적 불안정으로 인해 짧은 기간동안 금리차(金利差)를 따라 국제금융시장을 이동하는 단기부동자본을 일컫는 말이죠. 정상적인 자금 이동 이외에 국제간의 자금이동으로 일시에 대량으로 이루어지기 때문에 매우 유동적인 이것은 무엇이라고 할까요?

3. 유명인사들만을 추적, 고성능 카메라로 선정적인 내용이나 추문에 가까운 내용의 특종 사진을 찍어 타블로이드판 신문에 팔아 일확천금을 노리는 상업적 사진사를 일컫는 말입니다. 다이애나 왕세자비 사건으로 더욱 유명해졌죠.

4. 전자화폐에 대한 내용이 아닌 것을 골라 보세요.
    ① 선불카드와 같은 개념이다.
    ② 저장금액이 크고 은행이 발행주체이다.
    ③ 개인신상정보의 입력이 가능하다.
    ④ 기존의 화폐를 대신하는 새로운 화폐로 각광받고 있다.

5. 97년 10월 발사된 미국의 토성탐사 우주선은?
    ① 카시니호   ② 애틀랜티스호   ③ 패스파인더호   ④ 디스커버리호

7. 97 노벨평화상 수상자는?

   ① 테레사 수녀   ② UN평화유지군
   ③ 넬슨 만델라   ④ ICBL

8. 홍콩특구에 대한 설명으로 옳은 것은?

   ① 홍콩은 중국에 반환된 후에도 자본주의 체제를 유지, 정당에 의
      한 정치활동이 가능하다.
   ② 초대행정장관에 장쩌민이 선출됐다.
   ③ 향후 50년간 자본주의 시장경제를 허용하는 일국양제(一國兩制)
      의 실험장이 된다.
   ④ 자본주의 체제 유지에 따라 홍콩 달러만이 통용된다.

9. 다음 중 한반도 관련 4자 회담의 당사자는?

   ① 한국, 북한, 미국, 일본
   ② 미국, 일본, 중국, 러시아
   ③ 한국, 북한, 미국, 중국
   ④ 한국, 북한, 미국, 러시아

10. 노벨문학상을 수상한 이탈리아의 극작가 다리오 포의 대표작이 아
    닌 것은?

   ① 『어릿광대씨』   ② 『우스개 악마』
   ③ 『희망』   ④ 『나팔과 딸기나무』

11. ⑱은 무슨 표시입니까?

   ① 18세 이하 시청금지 표시
   ② 18세 이하 출입제한 표시
   ③ 18세 이하 판매금지 표시
   ④ 18세 이하 사용금지 표시

퀴즈아카데미(시사편)

12. 한국판 '실리콘 밸리'라 할 수 있는 미디어 밸리(media vally)로 지정된 곳은?

① 전라남도 광양　② 인천 송도
③ 경상북도 포항　④ 충청남도 태안

13. 용어와 그 설명이 잘못 연결된 것은?

① PCS : 개인휴대통신
② GDMA : 코드분할다중접속
③ TRS : 주파수공용통신
④ CT-2 : 가정용무선전화

14. 다음 중 국제적인 신용평가 기관이 아닌 것은 어느 것입니까?

① 무디스　　② IMD
③ S&P　　④ JCR

15. 주가지수옵션 용어의 설명 중 잘못된 것은?

① 거래대상—KOSPI 200
② 매도자에게 주는 돈—프리미엄
③ 주가지수를 살 권리—콜 옵션
④ 주가지수를 팔 권리—스톡 옵션

16. 97년 7월 태국에서 시작된 환율연쇄 폭락현상이 필리핀, 말레이시아 등 동남아 국가의 외환위기를 초래하고 있다. 다음 중 국가와 화폐단위가 잘못 짝지어진 것은?

① 태국 — 바트　　② 말레이시아 — 링깃
③ 인도네시아 — 페소　④ 싱가포르 — 달러

152

17. IC(직접회로) 칩 카드에 전자신호의 돈을 저장해 준 새로운 개념의 플라스틱 카드. 전자지갑이라고도 불리는 이것은 동전, 지폐 등의 화폐를 가지고 다닐 필요가 없어 새로운 화폐로 부상할 전망입니다. 이것은 무엇일까요?

18. OECD(경제협력개발기구) 29개 회원국과 5개 비회원국 등 34개국이 97년 12월 파리 OECD 본부에서 국제 뇌물행위에 관련된 기업이나 기업인들을 제재하는 내용에 서명하고 이에 관한 각료선언을 채택했죠. 무엇일까요?

19. 미국의 대표적인 신용평가 기관으로 1900년에 설립돼 전세계를 대상으로 채무상환 능력등을 종합평가해 국가별 등급을 발표했습니다. 무엇일까요?

20. '소비자 파산'에 대한 설명이 아닌 것은?
   ① 개인이 감당할 수 없는 채무를 진 경우 사회적 불이익을 감추고 스스로 파산신청을 하는 것이다.
   ② 파산선고를 받게 되면 빚은 탕감되나, 각종 신원증명서에 '파산자' 낙인이 찍혀 각종 공·사법상 자격이 제한된다.
   ③ 파산선고 후 한달 이내에 면책신청을 법원에 제출, 통과되면 조세·벌금·손해배상 등을 제외한 모든 채무에서 벗어나 정상적인 사회인으로의 복귀가 가능하다.
   ④ 재산은닉, 낭비, 도박 등으로 파산선고를 신청한 경우에는 '사기파산죄'를 적용 최고 15년 이하의 징역형에 처한다.

그리운 바다

내 다시 바다로 가리, 그 외로운 바다와 하늘로 가리.
큼직한 배 한 척과 지향할 별 한 떨기 있으면 그뿐,
박차고 가는 바퀴, 바람의 노래,
흔들리는 흰 돛대와
물에 어린 회색 안개 돋트는 새벽이면 그뿐이니.

내 다시 바다로 가리, 달리는 물결이 날 부르는 소리
거역하지 못할 거칠고 맑은 부름 소리 내게 들리고
흰 구름 나부끼며 바람 부는 하루와 흩날리는 눈보라
휘날리는 거품과 울어대는 갈매기 있으면 그뿐이니.

내 다시 바다로 가리, 정처없는 집시처럼.
바람 새파란 칼날같은 갈매기와 고래의 길로
쾌활하게 웃어대는 친구의 즐거운 끝없는 이야기와
지루함이 다한 뒤의 조용한 잠과 아름다운 꿈만 있으면 그뿐이니.

— 메이스필드

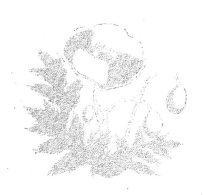

해답 및 해설

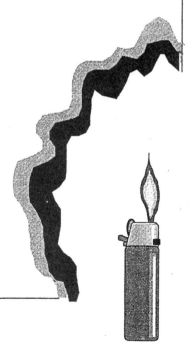

알쏭달쏭 추리퀴즈

A1

피해자 박수희는 지독하리만큼 꼼꼼하다는 것과 일기를 쓰던 도중 급습을 당했다는 점에 유의하면 짐작될 것이다. 박수희는 일기 첫머리에 「○월 ○일 맑음 7:00」라고 썼던 것이다. 일기장에 범인의 이름을 쓴게 아닐까 하는 추측은 틀리다. 뒤에서 급습했다면 범인의 이름을 쓸 틈이 없었을 테니까.

A2

저녁이라면 해는 서쪽으로 기울고 있었을 것이므로 그림자는 동쪽으로 나있을 것이다. 즉, 보스가 숨은 집은 남향집일 테고 문이 북쪽에 나있을 테니까. A가 보스가 숨은 집이다.

A3

외출전과 돌아왔을 때 카메라의 방향이 바뀌어 있는 것으로 알아냈다. 도둑은 카메라 속의 필름을 훔쳐 도망쳤던 것이다. 그 필름에는 필시 중요한 사진이 찍혀있을 것이다.

A4

범인은 우완투 좌타자인 강타자이다. 현장사진을 보면 글러브는 왼손에 끼는 것이므로 우완투인 것을 알수 있고 헬맷의 귀마개가 오른쪽에 있는 것으로 보아 좌타자임을 알수 있다.

A5

| (1) | (2) | (3) | (4) | (5) |

A6

경관은 도둑이 「메리」라고 강아지를 부르는 것을 듣고 알았다. 이 강아지는 암컷이 아니고 수컷이기 때문이다.

A7

그녀는 가짜 장님이다. 그러므로 살인을 목적으로 찾아온 것으로 볼 수 있다. 진짜 장님에게 거울이 무슨 소용이 있겠는가?

A8

범인은 김성호다. 김성남은 머리카락이 길고 많아서 물에 뛰어들었다 나온 직후였다면 머리를 말릴 여유가 없어서 조금

젖어있을 텐데 그렇지 않았다. 반대로 김성호는 대머리여서 수건으로 닦으면 금방 마른다.

A9

정답은 ④번이다.

실은 이 문제는 36년 전쯤 일본에서 대학 수험생이 학과시험 전에 받는 「진학적성검사」의 문제였다고 한다. 특히, 젊은 사람의 머리회전 훈련을 위해 이런 퍼즐에 친숙해지도록 권장하고 싶다.

A10

정답은 B의 사나이이다.

A11

이 슈트(Shoot)라는 말에 미국인들은 순간적으로 "쏴 죽인다"라는 뜻에 깜짝 놀란다. 그러나 동시에 이 말은 "촬영한다"라는 의미도 된다는 것을 알아차리고 안도의 한숨을 쉰다. "당신의 사진을 찍게 해주시오"라는 즉, 가두 사진사의 간판인 것이다. 사살당할 염려가 없으니 안심할 것.

A12

1은 ④번, 2는 안된다.

①12를 움직인다. ②15를 그 자리에 내린다. ③11을 2 위인 왼쪽으로 옮긴다. ④마지막에 12를 11이 있던 자리에 올리면 된다.

A13

벽에 쓰어진 번호는 1066이다. 독자 스스로 벽에다 등을 대고 숫자를 써보

자. 그런 자세로 쓰면 아래위가 거꾸로 바뀌게 된다. 물론 009호가 의도적으로 그렇게 쓴 것은 아니다.

A14

7번 써야 한다.
알기 쉽게 그림으로 표시하면 이렇다.

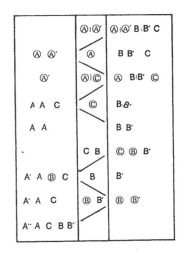

A15

치약 이외 모두가 바른 그림이다. 시계, 전화도 제대로이고 가위도 좌우양쪽으로 사용하는 가위라면 잘못된 것이 아니다. 치약 뚜껑의 톱니 모양이 틀렸다. 세로로 된 톱니모양이 옆으로 되어있는 것은 없다.

A16

① 성냥개비
② 연필

A17

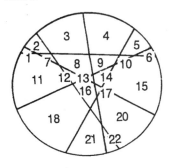

A18

범인은 택시 운전수였다. 여자는 그 운전수에게 돈을 받고 의뢰를 받았을 뿐 운전수와는 무관하다. 운전수는 차속에서 돈뭉치를 꺼낸다음 그 여자에게 시켜 가방만 보관함에 넣게 했던 것이다.

A19

달리고 있는 열차의 창가에 종이컵 같은 가벼운 것을 놓았을 경우 문을 열면 풍압때문에 창밖으로 날아가 버린다. 따라서 서류가 침대칸에 흩어졌다는 말은 거짓말이다.

A20

범인은 프로야구 선수 신삼석이다. 미미가 죽기직전 남긴 S는 성이나 이름의 이니셜을 쓴 것이 아니라 숫자인 8을 쓰다만 것이다. 등번호 8번인 야구선수 신삼석이 범인이라는 것을 알리려고 했던 것이다.

A21

1. 「킹」의 눈은 14개이다. 「킹」은 4장이므로 8개라고 대답하면 안된다. 「킹」 한 장에 두 사람씩 그려져 있으며 4장 중에 1장만은 옆을 본 얼굴 그림으로 되어 있어 2개가 된다.

2. 그것은 바로 이브다. 뱀이 아니다.

A22

1. 쉽게 생각하면 이익도 손해도 없는 것처럼 생각된다. 그러나 사실은 이익이 된다. 그리고 횟수가 많을 수록 이익도 커진다. 상대의 바둑알에 관해 계산해보자. 예를 들면 돌 8개로 시작했다고 하자. 첫번째 이쪽이 져서 12개가 되고 두번째에 이쪽이 이겨서 6개가 되어 2개가 이익이다. 그 반대로 첫번째에 이겨서 4개가 되고 두번째에 져서 역시 6개가 되어 같은 결과가 될 것이다.

2. 굉장한 손해가 되는 것 같지만 여기서는 손해도 이익도 없다. 예를 들면 8개로 시작해서 첫번째에 이쪽이 져 16개가 되고, 두번째에 이쪽이 이겨서 원래의 8개가 된다. 그 반대로 첫번째에 이겨 4개가 되고 두번째에 져서 원래의 8개가 된다.

A23

① A-X ② C-X ③ C-Z
이것은 아주 간단한 예이다. 문제를 쉽게 하기 위해서 A군, X양, C군의 말을 정리해 보면 위의 표와 같이 된다. 이런 문제는 그저 표로 정리하는 것만으로도 다 풀린 것이나 다름없다. ①, ②로 보아 X는 A도 아니고 C도 아니니까 B로 판단된다. 다음에 ②, ③으로 보아 C는 X도 아니고 Z도 아니니까 Y인 셈이 된다. 남은 A는 당연히 Z가 된다.

A24

유모차를 밀고 가는 어머니.
결과인 아기가 앞서고 그 원인인 어머니가 뒤에서 밀고 가는 흐뭇한 광경이다.

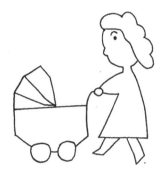

A25

그 콜라는 그대로 두고 다른 콜라를 사서 마시면 된다. 아무튼 콜라를 마시기만 하면 되는 문제니까~

A26

12시 3분, 1시간에 1분을 간다는 의미를 1분 움직인다는 의미로 해석하고 있는 것이다. 이와 같은 표현이라면 정확한 시계는 1시간에 1시간을 가는 시계가 된다. 좀 색다른 표현이 아닐까. 우리는 흔히 1시간에 1시간 1분 움직이는 시계를 1분 간다고 말한다.

마술같은 과학퀴즈

A1

배 모양을 만들면 점토도 물에 뜬다.
점토를 배 모양으로 만들어 물에 띄우면 배가 물을 넘치게 하여 그 넘친물의 무게와 같은 부력을 점토가 받게 되어 뜨게 되는 것이다. 철로 만든 무거운 철선이 물에 뜨는 것도 그런 원리이다.

A2

이산화탄소(탄산가스)를 넣었던 것이다. 이산화탄소는 눈에는 보이지 않지만 공기보다 무겁기 때문에 저울의 배런스를 무너뜨렸던 것이다. 이산화탄소를 만드는 법은 여러 가지가 있다. 묽은 식초에 탄산수소나트륨(조개껍질)을 넣으면 거품이 생긴다. 그 거품이 이산화탄소이다. 또 사이다에서 나오는 거품을 이용해도 된다. 사이다의 거품을 모으는 방법은 투명한 비닐봉투 속에 사이다를 넣고 잘 흔든다. 그러면 봉투 속에 가스가 차서 부풀어 오른다. 그밖에 드라이아이스(이산화탄소의 고체)를 컵에 넣어두면 이산화탄소를 모으는 것은 간단하다. 이산화탄소는 공기보다 약 1.5배 무거워서 컵 밑에 가라앉는다.

A3

A는 자기 컵의 물에 설탕을 많이 타두었다. 포화용액이 되어버린 설탕물에는 설탕을 넣어도 녹을 수가 없다. B는 또 A에게 속았지만 A는 후에 어머니에게 야단을 맞았을 것이다. 설탕 포화용액을 만들기 위해서는 굉장히 많은 설탕이 필요했을 테니까…

A4

각설탕을 빻아서 가루로 만든 후 조용히 저으면서 넣으면 컵의 물은 흘리지 않고 각설탕 1개쯤은 넣을 수가 있을 것이다. 재미있는 것은 설탕물의 질량이 2

가지를 각각 더한 질량보다 작다는 것이다. 이것에 대하여 물 분자사이에 설탕 분자가 들어갈 틈이 있기 때문이라고 설명하지만 확실한 것은 밝혀지지 않았다.

A5

쌀을 꼭꼭 눌러서 컵에 단단히 다져넣는다. 그 컵에 젓가락을 그림처럼 찔러 넣는다. 그리고 젓가락을 들어올려 보자. 쌀끼리의 틈이 적어지면서 젓가락을 압박하는 힘이 강해져 젓가락이 빠지지 않는다.

A6

컵속에 불을 붙인 양초를 세운다. 컵속에 세워진 양초가 탈 때 이산화탄소(탄산가스)와 수증기가 생긴다. 양초의 불이 꺼지고 컵이 차가워지면 속의 수증기는 물이 되고 이산화탄소는 물에 녹기 시작한다. 그러면 공기중에 사용된 산소의 분량만큼 컵속으로 물이 빨려 올라가게 된다.

A7

생달걀을 식초에 담가두면 달걀의 껍데기가 녹아서 엷은 가죽처럼 된다. 이 달걀은 대단히 커지고 또 깨지기 쉬우므로 조심스럽게 다루어야 한다. 이 달걀은 물렁물렁해져서 작은 입의 병에도 쉽게 들어가게 된다. 우선 입이 작은 병에 물을 가득 넣고 초에 담갔던 계란을 조심스럽게 밀어넣는다. 미리 물을 넣어두지 않으면 깨질 염려가 있다. 달걀이 병속으로 들어간 후 조금 있으면 원래대로 돌아온다. 그러면 물을 빼낸다. 잘 안되면 초에 좀더 담가두고 말랑말랑하게 하면 된다. 초에 담가두는 기간은 2~3일 정도 걸린다.

이렇게 만든 달걀은 절대 먹지 말 것!

A8

컵의 물에 실을 담그어 조금 적신다. 그 실을 얼음 위에 얹고 실과 얼음 위에 소금을 골고루 뿌린다. 조금 있다가 들어올리면 얼음을 신기하게 낚아올릴 수가 있게 된다. 소금을 뿌려서 얼음을 낚아올리게 되는 이유는 소금에 온도를 낮추는 작용이 있기 때문이다. 얼음에 소금을 뿌리면 얼음 주변의 온도가 내려가면서 올려놓은 젖은 실이 얼음에 붙게 되는 것이다. 이 방법을 이용해서 마술을 하는 척하면 아마 깜쪽 같이 속일 수 있을 것이다.

A9

물이 급히 얼게 되면 물속에 풀려있던 공기가 갇혀서 얼음이 허옇게 보이게 된다. 투명한 얼음을 만들려면 물을 천천히 얼려 공기를 밖으로 보내면 되는 것이다. A는 얼음을 급격하게 얼리지 않기 위해서 제빙그릇을 제빙실의 바닥에 닿지 않도록 밑에 나무젓가락을 놓고 천천히 얼도록 했기 때문이다.

A10

철사줄에 추를 달아 드리우면 얼음은 압력 때문에 철사가 닿은 부분만 일시적으로 녹지만 철사줄이 지나간 다음에 다시 언다. 때문에 얼음은 2개로 쪼개어지지 않는다. 이것을 복빙(復氷)의 원리라 한다.

A11

기화열(氣化熱)을 이용한다. 물에 적신 수건을 물통에 감고 끈을 잡고 빙빙돌리면 물을 적신 수건은 태양열에 활발하게 증발한다. 이때 주위로부터 물1g당 539cal의 열을 뺏는데 물통의 열도 빼앗기게 되므로 A의 물통의 물은 B의 물보다 차가운 것이다. 증발을 더 활발히 하기 위해서는 힘차게 물통을 돌리는 것이 좋다.

A12

달걀의 흰자를 물에 풀어넣었던 것이다. 흰자는 단백질 때문에 물에 섞으면 허옇게 보이는데 여기에 소금을 조금 넣으면 녹아서 투명하게 변하게 되고 산을 가하면 다시 굳어져 허옇게 되는 것이다.

A13

1. Ⓐ
바람을 안고 이륙하는 경우 비행기의 날개에 작용하여 기체를 떠올리는 역할을 한다. 때문에 비행기가 이륙할 때에 적당하다. 또 착륙할 때도 바람을 안고 하면 비행기의 속도를 늦추어 주기 때문에 안전하게 착륙하기에 알맞다.

2. Ⓐ
불투명 유리는 유리의 한쪽 면을 울퉁불퉁하게 만든 것이다. 이 울퉁불퉁한 것 때문에 빛이 반사하여 주위에 흩어져 버리므로써 투명하지 않고 흐리게 보이는 것이다. 이 면에 물을 바르면 울퉁불퉁한 곳이 메꾸어져서 거의 평평한 유리처럼 되어서 투명해 보인다. 셀로판 테이프의 경우도 거의 같은 원리이다.

3. Ⓑ
처음 비타민 B는 한 종류 뿐이라고 생각하고 있었다. 그런데 그 후의 연구에서 각기(脚氣)를 예방하는 것. 발육을 촉진하는 것, 입술이 거칠어지는 것을 고치는 등 여러가지 종류가 있음을 알게 되었다. 그리하여 발견된 순번에 번호를 붙이게 되었다.

A14

얼음이 녹아도 물은 넘치지 않는다. 물이 얼음이 되면 체적이 증가한다. 1g의 물을 얼렸을 때 무게는 1g 그대로이지만 체적은 약 1.1배쯤 늘어나는 것이다. 그 불어난 약 1할의 얼음이 물의 표면보다 높게 떠있는 것이다. 반대로 얼음이 녹으면 지금까지 불어서 물의 표면에 떠올랐던 1할분의 체적이 감소하여 물이 되는 것이다. 그러므로 얼음이 녹아도 넘치지 않는다.

A15

철수는 자기 컵 이외의 다른 모든 컵의 물에 소금을 풀어두었다. 소금에는 온도를 내리는 작용이 있다. 소금과 얼음을 1대 3으로 하여 잘 혼합하면 영하 21℃까지 하강한다.
철수의 컵 속에는 얼음과 맹물 뿐이니까 0도 밑으로는 내려가지 않지만 다른 사람의 컵 속에는 식염수와 얼음이 들었으므로 꽤 온도가 내려가게 되어있다. 에너지의 손실이 있었다 해도 영하 10도쯤은 될 것이다.

A16

헝겊으로 얼음을 컵의 맨 밑바닥에 고

정시키고 컵의 입근처 물에만 열을 가하면 그 부근의 물만 끓어오를 뿐 밑바닥의 얼음은 좀처럼 녹지 않는다. 목욕탕 물을 데울때 탕의 밑으로부터 데우지만 물도 공기와 같이 따뜻해지면 가벼워져서 위로 올라가고 차지면 밑으로 내려간다. 이것을 '대류현상'이라고 한다. 그러므로 위쪽만 불로 가열하면 그 부근만 뜨거워져서 끓지만 컵의 밑은 찬물 그대로이므로 얼음은 녹지 않는다.

A17

컵으로 배를 씌우고 천천히 가라앉힌다. 이렇게 하면 배 속에 한방울의 물도 넣지 않고 배는 바닥에 가라앉는다. 밀봉된 컵 속의 공기가 컵속에 물이 들어오는 것을 막는다. 물론 물이 깊으면 수압의 증가로 컵 속에 물이 들어오겠지만 세수대야 정도는 걱정할게 없다. 조용히 주의깊게 컵을 들어올리면 배는 수면으로 떠오른다.

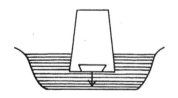

영어 재치퀴즈

A1

1. SEND THIS MESSAGE TO HIM THAT I LOVE HIM.(각 단어를 거꾸로 써 놓았다.)
2. MEET ME AT THE CAFE AT TEN PM.(각 단어의 끝에 B가 덧붙여져 있었다. B를 떼어내면 정답.)
3. CONGRATULATIONS TOM!(알파벳의 A를 Z로, B를 Y로, C를 X로… 이런 식으로 반대로 문자를 맞춘 암호 비밀 문서)

A2

아내를 얻긴 했으나 14세의 어린 아내라오.(서양문물에 도취된 꼴불견 편지의 일례)

A3

1. 터벅터벅(발 소리)
2. 부르릉 부르릉(자동차 소리)
3. 째깍째깍(시계 소리)
4. 땡땡, 뎅뎅(시계 종소리)
5. 휘익휘익(바람 소리)
6. 짝짝(박수 소리)
7. 다각다각(말발굽 소리)
8. 똑똑(노크 소리)
9. 딩딩, 동동(종소리)
10. 부글부글(커피포트 소리)
11. 으드득, 바삭바삭(단단한 것이나 과자 따위를 씹는 소리)

A4

1. 「성인 1일 1정씩 3회 복용. 죽을 때까지」라는 뜻. 그런데 원래 의도는 「병이 나을 때까지」였던 것.
2. 원래는 「휴업 중」이라는 의도였는데 「잠자는 상점」으로 되어 버렸으니…
3. 「수직 주차에 한함」이라니, 설마 서커스단의 주차장은 아니겠지?
4. 「최고가의 홍차」라는 뜻으로 원래 의도했던 「최고급 홍차」와는 거리가 멀다. 그렇게 표현하려면 The finest black tea로 해야 된다.

5. dress를 신사복이라고 하는 사람은
   없겠지?

A5

Tomy. "겨울에는 bat를 어떻게 하
지?"라고 물은 Anne에게, 보이프렌드
는 "기름을 발라두지 않으면 터져."라고
대답하고 있다. 즉, 보이프렌드는 bat를
야구배트로 이해한 인물이 되는 것이다.
만일 Bob이라면 bat를 박쥐로 이해했
을 것이다.

A6

1. 꼬꼬댁 꼬꼬(닭울음 소리)
2. 왕왕(개짖는 소리)
3. 야옹야옹(고양이 소리)
4. 까악까악(까마귀 소리)
5. 히힝(말의 울음 소리)
6. 짹짹 찍찍(참새나 쥐)
7. 응애응애(아이의 울음 소리)
8. 드르렁 드르렁(사람 코고는 소리)
9. 콜콜(쥐 코고는 소리)

A7

Bill →William, Bob →Robert
Tom →Thomas, Abby →Abigail
Joe →Joseph, Don →Donald
Alex →Alexander, Pat →Patricia
Dave →David, Mike →Michael
Beth →Elizabeth
Ben →Benjamin
Sue →Susan, Meg →Margaret
Frank →Franklin
Becky →Rebecca
Ro →Rose, Tim →Timothy
Kathy →Katherin, Ron →Ronald
Ted → Theodor, Greg →Gregory

A8

mushrooms(버섯)—벽도 문도 바닥
도 창문도 없는 'room'이라면 이것 외에
또 무엇이 있겠는가?

A9

The youngest is Anne.
Anne 〈 Kathy 〈 Meg 〈 Mary 순
이다.

A10

SNOWING(눈이 내린다)
↓
SOWING(씨를 뿌린다)
↓
OWING(빚지고 있다)
↓
WING(날개)
↓
WIN(이기다)
↓
IN(속에)
↓
I(1인칭 대명사)

A11

영어의 요일 머리글자를 늘어놓은 것이
다. 당연히 W와 F이다.

Saturday
Sunday
Monday
Tuesday
Wednesday
Thursday
Friday
Saturday

Friday
Saturday
Sunday
Monday

A12

TO와 LET의 사이에 I를 써넣었던 것이다. 즉 TOLET가 TOILET가 되어있었던 것이다.

A13

1. Yellow
2. Blue
3. Red
4. Orange
5. Green

A14

둘은 하와이(HAWAI)에 간 것이다. 글씨 중 직선으로만 되어있고, 그것도 좌우 맞선꼴이 된 글자만 찾으면 HAWAI가 된다. 그렇다 하더라도 둘은 대담하다 할까, 유머러스하다 할까.

ⒽELLO! Ⓐ
ⓌⒶLK Ⓘ N
EDEN.

A15

B, C, D, G와 같이 꼬부라진 글자가 아닌 A나 E와 같이 직선으로 된 글자는 위로 놓았다.

A16

E와 N이다. 이것은 ONE, TWO, THREE… TEN까지의 머리글자를 적은 것이다. 빈칸은 당연히 EIGHT, NINE의 머리글자 E와 N이다.

두뇌훈련 퀴즈

1. 모든 것을 한 순간에 녹여버리는 액체를 수용할 용기가 있을까? 없다. 이 점이 이 얘기의 본질적 모순이다. 말초적인 일에만 눈을 돌린다면 문제의 본질을 놓치고 만다.

2. 두사람은 애마를 바꿔탔다. 이 문제는 정면적인 정상사고를 경고한 것이다. 항상 사물의 앞뒤를 생각하고 관점을 새롭게 할 것을 권하는 문제인 것이다. 자기 말이 늦게 도착한다고 하는 것을 뒤집어 생각하면 상대의 말이 빨리 도착한다고 할수 있다. 상대의 말을 빨리 도착하게 하려면 상대의 말을 빨리 달리게 하는 것이다. 상대에게 있어서도 이 조건은 똑같다. 그렇다면 말을 바꾸어 타고 경주를 하는 것이 보다 현명한 방법이 아닐까?

3. 사자가 이긴다. 치타와 사자의 달리는 속도는 같다. 그러나 사자는 100m를 돌아오는 반환점까지 꼭 50발짝으로 달릴 수 있다. 그런데 치타는 99m까지는 순조롭게 가지만 다음 한발짝이 반환점을 넘어 102m까지 가게 된다. 그리고 그 102m 지점에서 되돌아와야 하니까 치타는 왕복 4m를 손해보는 것이다. 따라서 승부는 사자의 승으로 끝나게 된다. 단순한 직선코스의 200m 경주와 반환점이 있는 200m 경주와의 차이를 현실 속에 분석적으로 생각해 나가면 그다지 어려운 문제는 아니다.

4. 어머니와 아들. 가파른 언덕길을 땀

164

범벅이 되어 짐수레를 움직이고 있는 부모와 아들. 이것만으로 우리는 무조건 두명의 남성을 연상해 버린다. 육체노동은 남성 이미지가 강하기 때문이다. 그러나 생각해보면 여성도 육체노동자가 적지않다. 여성 육체노동자가 이 세상에 단 한명 밖에 없다고 하더라도 우리는 그 가능성을 생각하지 않으면 안된다.

5. 아래 그림처럼 AYB의 코스가 좋다.(AXB는 아니다!) 최단거리를 구하는 문제라면 XY에 대해 B의 대칭점 B′를 만들면 XB=XB′가 되어 직선거리 AB′와 같은 길이의 AXB가 최단거리가 된다. 그러나 이 길을 택할 경우 A씨는 물이 가득든 무거운 양동이를 들고 먼 거리를 달리게 된다. A씨는 그점을 생각하고 개울에서 B에 가장 가까운 거리에 있는 Y지점을 향해 달렸던 것이다. '이것은 최단거리를 구하는 문제다'라고 생각했다간 실수한다. 다른 조건도 충분히 고려하여 덤벙대지 말고 해결하는 태도가 중요하다.

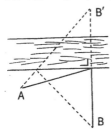

6. 10cm. 피타고라스의 정리같은 것은 전혀 필요없다. 대각선 AC는 다른 하나의 대각선 BD와 같다. '그리고 BD는?'하고 생각하면 해답은 간단하다. 원의 반지름인 것이다. 직각삼각형을 보면 먼저 피타고라스 정리가 생각난다. 이것이 어설픈 학문을 몸에 익힌 인간의 비애이다. 배우고 익힌 학문이나 교양이 도리어 우리 사고를 좁히고 만다.

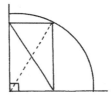

7. 50cm. 이것 역시 피타고라스의 정리 같은 건 필요치 않다. 아래 그림처럼 마름모꼴의 대각선의 교차점과 점선으로 된 직사각형과의 정점을 연결하면 이 직선은 마름모꼴의 한 변 즉, 코스의 길이와 일치한다는 것을 알수 있다. 마름모꼴의 대각선의 교차점은 이 원의 중심이므로 이 직선의 길이는 원의 반지름과 같으므로 50cm가 된다. 사물의 본질을 확인하고 그것을 순간적으로 다른 사물에 연결하는 두뇌의 비약력을 기르기 위해 유용한 문제이다.

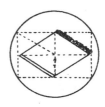

8.

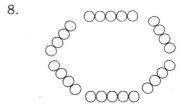

위의 그림처럼 육각형으로 줄을 세우면 된다. 우리들의 일상생활에서는 6열이라면 위의 그림처럼 배열하는 방법이 보통이다. 이런 상식을 깨지 못하면 이 문제는 풀리지 않는다.

9. ① 5에 2발, 27에 2발, 36에 1발 즉, 10+54+36=100. ② 중앙의 100점에 1발만 명중하고 나머지는 모두 빗나갔다. 1번은 정상적인 문제이다. 상식적인 사고로 풀수 있는 문제인 것이다. 진짜 문제는 2번이다. 물론 15에 2발, 70에 1발, 2발은 빗나갔다고 할 수도 있지만 그보다도 좀더 간단히 100점에 1발이란 답을 구해내는 지혜가 필요하다. 일상의 사격에서 가운데는 맞추지 못하고 여러번의 점수를 합해서 총점을 계산하는 것이 버릇이 되었기 때문이다. 1번 문제로 이런 류의 경험을 했기 때문에 머리가 더욱 유연하지 않으면 안된다. 일상의 버릇이 잘못된 존재가 되어버렸다.

10. 그림처럼 Y의 점에서 수직으로 20cm의 막대기를 세운후 AB를 재면 된다.—직방체의 내부안에서 피타고라스의 정리를 적용하려든다면 좀처럼 풀리지 않는 까다로운 문제가 되지만 그림처럼하면 실제로 30cm 자 하나만 있으면 간단히 풀수 있는 것이다.

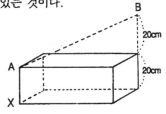

11. 흑인이 자기 손에 키스하고 느닷없이 백인의 뺨을 때린 것. 순서를 세운 추리가 아주 기묘하게 생각되는 현상을 명쾌하게 풀어내는 좋은 예이다. 즉, 키스를 당한 것은 누구일까? 세 사람의 생각으로 세 사람중에는 해당자가 없음을 알 수 있다. 그렇다면 남은 것은 흑인이다. 다음에 키스를 한 것은 누구일까? 이것도 세 사람의 생각으로 미루어 세 사람중에는 해당자가 없음을 알수 있다. 역시 남은 사람은 흑인이다.

12. A군은 어린아이다. 엘리베이터의 1층용 버튼에는 손이 미치지만 10층용 버튼에는 손이 미치지 않기 때문이다. 주위를 둘러보는 것은 버튼을 눌러줄만한 어른이 있는지 찾는 것이다. 10층의 주인이라고 하면 어른만 연상하게 된다. 또 보통 키의 어른이라면 엘리베이터의 버튼을 누를 수 없는 경험을 한 일이 없기 때문이다. 자신의 경험, 상식에 사로잡히지 않고 모든 가능성을 생각하는 유연성이 필요하다.

13. 어떤 이유에서인지는 모르지만 자기가 자살한 것으로 보이고 싶었을 그 사나이는 뒷걸음질을 쳤거나 얌전히 돌아갔던 것이다. 우리들의 발은 보통 몸을 앞으로 이동시키기 위한 도구로 사용된다. 그런 상식의 허를 찌른 것이다.

14. 사람의 양쪽 귀에 동시에 같은 분량의 뜻이 서로 다른 말을 속삭여 보면 좋다. 한쪽 귀가 들리지 않으면 들리는 귀로 들은 말을 반복해서 말한다. 양쪽 모두 잘 들리는 사람은 동시에 2가지 말이 섞여서 들리기 때문에 무슨 말을 했는지 알수 없다. 실제 시험을 해보라. 꼭 이 답이 아니더라도 상관이 없다. 자유분방하게 여러 가지 가능성을 시험해

보라. 혹시 여기 제시된 해답 이상의 명안이 나올지도 모르잖는가.

15. B이다. A의 발언에 주의해야 한다. 그가 만약 클럽의 멤버라면 거짓말을 했을 것이다. 당연히 자신은 「멤버가 아니다」라고 말했을 것이다. 또 그가 진짜 멤버가 아니라면 더더욱 「멤버가 아니다」라고 말했을 것이다. 즉 A는 「나는 멤버가 아니다」라고 밖에 말할 수 없는 것이다. 따라서 B가 거짓말을 하고 있는 것이 된다. 문제를 푸는 열쇠는 추리력과 분석력이다.

16. 새쌍둥이 이상이었다.

17. 그 사람의 오른 손에 그 사람의 왼손 손목을 잡게 하면 된다.

18. 이렇게 하면 어떨까?

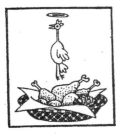
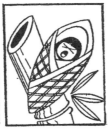

19.
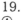
Ⓐ   Ⓑ

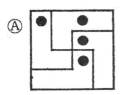
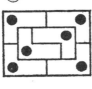

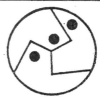

20. 친구와 만나기로 한 곳은 A신문사 외신부였다. 너무 서둘렀기 때문에 4개의 시계 밑에 있는 지명을 보지 못한 것이다. 즉, 그 시계들은 서울, 런던, 모스크바, 뉴욕의 시간을 표시한 것이다.

21. 얼른 생각하면 바깥쪽이 바늘의 운동거리가 길고, 안쪽으로 들어갈수록 짧아지기 때문에, 시간적으로는 X부터 A쪽이 길고, X부터 B쪽이 짧아질 것 같이 생각되지만, 그건 완전한 착각이다. 레코드가 1회전하는 시간은 밖이나 안이나 똑같다. 따라서 X부터 A까지의 거리와, X부터 B까지의 거리가 똑같으면 회전 수도 같기 때문에, 그에 소요되는 시간도 같아야 된다.

22.
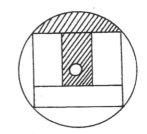

23.
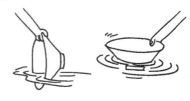

2개의 물체는 그릇이라던가 그런 모양의 물체로서 물속에 넣을 때 그림처럼 넣는 방법에 따라 가라앉을 수도 뜰수도 있다. A의 경우는 가라앉으며 B의 경우는 뜬다.

24. 한 장은 우리말로 불렀고, 한 장은 외국어로 불렀기 때문이다.

25. 잠자코 있었다. 거짓말장이니까 '아니다'라고 하면 죽이지 않았어도 죽인 것이 되고, 어떤 경우에도 거짓말만 하니까 '그렇다'라고 할 수도 없다. 그러니 입을 다물고 있을 수밖에…

26. ① 코끼리를 배에 실어 배가 코끼리의 무게만큼 가라앉은 선에 표시를 한다. ② 코끼리를 내리고 그대신 돌멩이를 표시선까지 가라앉도록 싣는다. ③그 돌멩이를 2kg 저울로 전부 달고 합계를 낸다.

27. 1에서 5까지의 문제는 B에서 A를 1번, C로 두번을 퍼내면 된다. 6은 같은 방법으로도 되지만 A에서 C를 1번 떠내면 간단히 해결된다. 그런데 대학생에게 이것을 시험해 보았더니 6의 문제에서 새로운 방법으로 푼 사람은 극소수였다고 한다.

28. 헤어드라이어
고정관념에 얽매어 있으면 헤어드라이어를 보고도 젖은 머리카락만을 말리는 기구라고 생각해 버린다.

29. A의 도형을 볼 때 입방체의 수가 7개로 보일 경우와 6개로 보일 경우가 있다. 상단의 흰 마름모 2개에 주의를 하여 수를 세면 7개, 또 거꾸로 하고 흰마름모에 주의하며 입방체를 세면 6개가 된다. 따라서 바른 관찰을 하면 6개나 7개라는 답이 나온다. B는 좌, 우 어느 방향으로도 튀어나와 보인다. 시각을 지나치게 믿지 말자.

30. H, I, T, N(Z), Z(N)이다.
답은 그림과 같다. 단 N과 Z는 같은 모양이다. 따라서 (라)이 Z, (마)이 N이라도 정답이다.

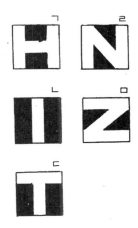

31. A지점에서 B지점까지는 그림과 같은 내리막과 오르막이 있는 경사길이었기 때문이다.

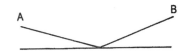

32. 가는 도중에 한 사람씩 밖에 건널수 없는 낡은 공중가교가 있었다. 그 다리를 건너는데 소요시간이 30초가 걸렸기 때문이다.

33. 당신도 꽤나 심심했군.
어떻게든 연필의 글씨나 마크가 보이지 않으면 된다. 그 방법을 늘어놓아보면 ①경도 표시의 부분에서 깎는다. ②깎은 연필의 심을 중심으로 본다. ③표면을 전부 깎아버린다. ④연필 위에 신문지나 잡지를 덮는다. ⑤표면을 물감이나 페인트로 칠해버린다. ⑥밝은 방이면 불을 꺼버린다. ⑦눈을 감아 버린다. ⑧연필에 등을 돌린다. ⑨쓰레기통에 버린다. ⑩처음부터 관심조차 갖지 않는다. 등등 요건 몰랐지!

34. 단순한 말의 함정에 걸리면 이런 간단한 계산도 할수 없게 된다. 메론이 25,000원, 깎은 값 5,000원 (2,000원은 아주머니에게 3,000원은 셋이서 각각). 27,000원의 돈은 25,000원의 메론값과 아주머니에게 준 2,000원의 돈을 말한다.

35. 그림처럼 교차점 C까지 택시로 간 다음 그곳에서 내려서 걸으면 된다. 택시를 타고 문앞까지 가려면 그림처럼 한참을 돌아가야하므로 시간이 많이 걸린다.

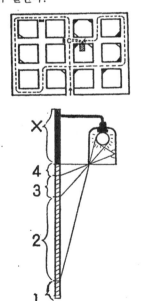

36. 위의 그림처럼 X표시 부분이 거의 빛을 받지 않는다. 이처럼 단순한 조명이라해도 그것이 비추는 벽면에

는 크게 나누어 5단계의 밝기의 차이가 생긴다. 1에서 4는 밝은 순으로 빛이 닿는 부분이다. 더구나 4의 부분은 삿갓의 안쪽이 난반사(亂反射)가 전혀 없는 거울같은 것일 경우 X표가 된다.

37. 4mm. 언뜻 생각하면 제1권의 왼쪽 끝에서부터 제2권의 오른쪽 끝까지 움직였다고 보이지만 그것은 착각이다. 제1권의 1페이지와 제2권의 마지막 페이지와는 표지를 사이에 두고 있을 뿐이다. 문제 속의 설명이 모두 문제해결의 열쇠가 된다고 볼 수는 없다. 오히려 문제의 가장 중요한 부분을 감추어버리는 유해한 경우도 있다. 이 문제의 경우에도 책의 두께가 쓰여있어서 부득불·그것을 계산에 넣고 싶은 심리가 작용한다.

38. 있을 수 있다. 왜냐하면 사냥꾼의 산막은 정확히 북극점에 있었던 것이다. 우리들의 주변에 있는 세계지도는 대부분 메르카토르도법이라 하여 전지표(全地標)를 평면으로 늘여서 가로, 세로의 방안선(方眼線) 즉 동서남북의 선으로 그린 것이다. 언제나 이 지도만이 머리 속에 있는 한 지구는 둥글다는 지극히 당연한 사실에 조차도 생각은 미치지 못하게 된다.

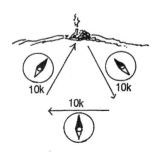

39. 뒷박을 비스듬히 기울이면 가능하다. 계량컵이든 뒷박이든 우리들은 항상 수평으로 하는 물건을 재야한다는 고정관념이 있다. 이 관념을 타파하여 뒷박을 비스듬히 기울여 사용하는 방법은 대수롭지 않은 아이디어로 보이지만 실은 크게 생각을 바꿔놓는다.

40. 12시의 경우 55초. 6시의 경우 30초 5×12=60초가 되지만 종이 12번 이상 울리는 일은 없으므로 12번째 종이 울리는 순간 12시임을 알수 있다. 첫 번째부터 12번째까지의 종의 간격은 11이므로 5×11=55초가 된다. 그러나 6시의 경우에는 6번째의 종이 울린 뒤 7번째의 종이 울릴지 울리지 않을지는 5초를 기다린 후에나 알수 있다. 따라서 5×6=30초가 된다.

41. 5마리. 5마리가 5분에 5마리를 잡는다. 다시 5분 계속하면 10마리를 잡는다. 즉 10분에 10마리 20분에 20마리 이렇게 5마리의 고양이는 계속 쥐를 잡을 수 있는 것이다.

수리 재치퀴즈

A1

해답은 C이다. 요구하는 것은 당선자의 이름이다. 자세한 득표수도, %도 아니다. 그렇다면 얘기는 간단하다. 왜냐하면 A와 B를 합해서 59%라면 C는 41%가 된다. 즉 A, B중 어느 쪽이 18%(59-41)이하를 얻지 못하면 A, B 어느 쪽도 41%가 못되니까 당선자는 당연 C이다. 그러기 위해서는 B의 득표수를 알아내면 된다. A와 C를 87표, B를 38표로 생각하고 계산하면 합계

125분의 38로 약 31%가 된다. 다 계산하지 않더라도 B가 18%를 넘어선 이상 A는 41%가 될 수 없다. 끝자리 숫자까지 다 동원해서 계산하여 0.59를 곱해서 어쩌고 저쩌고 하다가는 해가 저물고 말 것이다.

A2

500원? 천만에! 그렇게 되면 시계 값이 64,000원이 되어 상자 값보다 63,500원이 비싸다는 말이 된다. 정답은 500원의 절반인 250원이다.

A3

방향전환이 필요한 문제이다. 문제의 그림을 180° 회전시키면 된다.

18	19	61	86
66	81	19	98
89	68	96	11
91	16	88	69

A4

답은 아래 그림과 같은 방법으로…

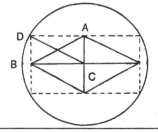

A5

M의 주장은 그럴 듯 하나 틀린 것이다. 그것은 우리가 항상 쓰고 있는 m나, cm 단위가 10진법이라는 고정된 사고에서 비롯된 것으로 즉, 우리가 1m라고 부르는 길이를 단위가 정해져 있지 않았던 옛날에 3m라고 정해놓았더라면 아무 일 없이 3등분 되었을 것이다. 그림으로 설명하면 AB를 3등분 하고 싶을 경우 AC를 3으로 나눌수 있는 길이로 잡고, 그 3등분점을 E, F로 한다. 그리고 BC에 평행한 직선을 각각 EF에서 AB로 끌어생긴 점. E, F가 A의 3등분점이다.

A6

$A = 2^{(a-1)}$
즉 18일째,
$2^{(18-1)} = 2^{17} = 131,072$원

A7

$$2 \rightarrow 2^{22} > 2^{2^2} = 2^4$$
$$3 \rightarrow 3^{33} > 3^{3^3} = 3^{27}$$

A8

해답은 현관문이나 문에 붙이는 트레이드 넘버를 샀던 것이다. 그림을 보면 쉽게 이해될 것이다.

$$\boxed{1} \cdots\cdots 100$$
$$\boxed{11} \cdots\cdots 200$$
$$\boxed{111} \cdots\cdots 300$$
$$\boxed{1111} \cdots 400$$

A9

ⓒ열의 저울은 각가 133g, 저울 ⓓ는 1300g을 가리킨다. 사과의 무게가 100g이고, ⓑ열의 저울이 각각 150g을 가리키고 있기 때문에 1개의 저울무게는 200g이라는 것을 알 수 있다. ⓒ열의 1개의 저울에 걸리는 무게는 (100g+200g×3)÷3≒233g 저울 ⓓ에 걸리는 무게는 100g+200g×6=1300g

A10

A가 1분 빨리 도착한다. 우선 A는 5분×12=60분이다. 한편 B는 4분×12+4분×3=60분으로 같은 계산이 나오지만, 실제 백화점의 에스컬레이터는 옥상 밑에서 서기 때문에 B는 4분×11+4분×3=56분으로 나머지 계단 하나를 올라가야 되므로, 5분 더하면 61분이 된다. 결국 A가 1분 먼저 도착한다.

A11

5대 4로 흰부분이 크다. 언뜻 보면 같은 것처럼 보이지만 그림처럼 보조선을 그어보면 확실하게 알수 있다.

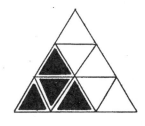

A12

세로 1번, 가로 2번, 3번이면 된다.

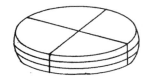

A13

B방송국이다. B방송국의 일기예보를 정반대로 듣고 측정하면 80%로서 A방송국의 적중률의 70%보다 10% 더 정확하게 일기를 측정할 수 있다.

A14

ⓓ. 엄지는 항상 8의 배수(倍數)+1이 되므로 97은 엄지가 된다. 따라서 100은 약지. 즉, ⓓ가 된다.

퀴즈아카데미

(문학편)

1. 5
   잔인한 달의 첫귀절의 4월과 춘향의 마음 일편단심의 합이 5이다.
2. **도솔가**
3. **해바라기**
4. **동물농장(Animal Farm)**
5. **뒤마(Dumas)父子**
   아버지–알렉산드르 뒤마(大 뒤마:1802~1870) 대표작 '삼총사', '몽테크리스토백작', '검은 튜울립' 등등
   아들–알렉산드르 뒤마(小 뒤마:1824~1895) 대표작 '춘희', '사생아', '클로드의 아내' 등등
6. **일출–해돋이**

7. 믿을 신(信)자
8. 쌩떽쥐뻬리의 「어린왕자」의 본문 일부. 어린왕자와 사막에서 만난 여우의 대화다. 사랑에 의해 모든 세상을 좋아할 수 있다는 작가의 사상이 엿보이는   대화.
9. 가시리(歸平曲)
10. 골드문트
11. 「오뇌(懊惱)의 무도(舞蹈)」
12. 무릉도원(武陵桃源)

(과학편)

1. 모세관 현상
2. 백야(白夜)
3. 캥거루
4. 수족관, 유리수조(水槽)
5. 멸치
6. 에디슨(Thomas A. Edison)
   "나는 어떤 것이나 할 가치가 있는 것은 우연히 한 것이 없고, 나의 발명 가운데 우연히 온 것은 하나도 없다. 모든 것은 노력에 의해서 왔다."고 자기의 성공을 설명하고, "천재는 1%의 영감과 99%의 땀이다."라고 말했다. 그의 위대한 발명은 모두 오랜동안의 고된 노력의 결정체였다.
7. 단백질
8. 아스피린
9. 흡반(吸盤, 빨판)
10. 다이아몬드
    고귀, 청정, 무구를 나타냄.

(사회편)

1. 홍대용
2. 거문도
   광무 2년 청나라 정여창이 영국인을

쫓고 조차(租借)한 후에 거문도(巨文島)라 함. 현재 영국 장병들의 무덤이 있다고 함. 면적 2k㎢.
3. 궁예
4. 실크로드
   북경에서 로마까지 통하던 육상교통로. 중국의 비단이 로마제국에 전해진데서 붙은 이름. 비단 외에도 문화, 민족 등의 교류가 이 길을 통해 이루어졌다고 한다.
5. 대동법
   1608년(선조 41년)에 시행되어, 1894년(고종 31년)까지 실시하였으며, 이율곡의 수미지법(收米之法)이 이의 기초가 되었다.
6. 안드레이 사하로프
   (Andrey P. Sakharow)
7. 게르만 민족
8. 처어칠
   (Winston Churchill)
9. 안시성(安市城)
   당의 명장 이세적이 이 성을 점령하는 날에는 남자를 모두 구덩이에 묻어 죽이겠다고 안간힘을 썼던 곳.
10. 메소포타미아(Mesopotamia)
    이집트와 더불어 세계에서 가장 오래된 앗시리아 문명 및 칼데아 문명의 발상지임.
11. 배화교(조로아스터교)
    세상에는 광명의 선신과 암흑의 악신이 있어 항상 대립하는데 결국은 선신이 승리하므로 이 선신을 도운 자는 행복과 정의를 얻는다는 것. 선신의 상징이 불이기 때문에 불을 숭상함.
12. 대각국사의천(大覺國師義天)

(예술편)

1. 보트 경기
2. 치고 달리기(Hit And Run)
3. 사이클히트(Cycle Hit)
4. 플라멩고(Flamenco)
5. 모세(Moses)
6. 트래핑(Tapping)
7. 미완성곡
8. 윔블던
   윔블던 테니스 대회. 원래는 영국의 대회였으나 지금은 세계적인 대회.

9. 마적(魔笛: 마법의 피리)
   모짜르트:「마적(2막)」을 초연(初演)한지 두달 후인 12월 5일에 건강이 악화되어 세상을 떠남. 자신의 지휘로 1791년 빈 극장에서 초연됨.
10. 소야곡(小夜曲:serenade)
11. 최후의 만찬
    이 만찬의 그림은 기묘한 현실감을 갖고 있다. 이 장면에는 "너희 중 하나가 나를 팔리라(요한복음 12장 21절)"라는 말씀에 제자들은 각양각색의 반응을 나타내 심한 동요가 일어남. 유다는 몸을 앞으로 구부려 그 표정은 어둡고 애매하다.
12. 단청(丹青)
    음양과 오행설에 기를 둠. 청, 적, 황, 백, 흑의 색을 음양에 맞추어 조색하면 중간색이 나오고, 5색과 중간색을 음양에 따라 배색하면 단청의 색감을 줌.
13. 토르소(torso)

(상식편)

1. 등용문
2. 알리바이
3. 추리소설
4. 방년(芳年)

5. 한식일(寒食日)
6. 카레(Curry)
7. 캐럿(Carat)
   200mg을 미터캐럿이라 부르며 ct 또는 mc의 약호로 표시. 금이나 합금의 순도를 표시하는 단위로도 되며, 순금을 24캐럿이라고도 하고, 1캐럿을 24/1이라 나타내고 맨 끝을 14K라고 한 것은 14캐럿의 뜻으로 24/14의 순금을 포함한 금, 합금을 나타내는 때 사용.
8. 영국사람
9. 동방삭(東方朔)
   한나라 무제 때의 관료임. 우리나라 김삿갓처럼 해학이 뛰어난 인물.
10. 성좌(星座)
    Ram(숫양), Bull(황소), Twin(쌍둥이), Carb(게), Lion(사자), Virgin(처녀), Scales(천칭), Scorpion(전갈), Archer(사수), Sea-goat(바다염소), Watering-Pot(물병), Fish(물고기)
11. 불독(bull dog)
12. 라이온스 클럽(Lions Club)
    Liberty, Intelligence, Our Nation's Safety의 약어로 우리나라에는 1959년 서울클럽이 생겼으며 본부는 미국 시카고에 있음. 국제간의 지역사회개발과 국경을 넘은 순수한 민간봉사를 목적으로 하는 단체. 미국의 실업가 멜빈 조운즈(Melvin Jones)가 "우리는 봉사한다"라는 표제 아래 창설함.
13. 아가페
    신의 사랑, 신이 죄인인 인간에 대해서 자기를 희생으로 하며 궁휼히 여기는 행위로, 예수의 사랑으로서 신약성서에 나타나 있는 사상.

14. 소부(巢父), 허유(許由)
    소부: 중국 고대의 고사(古士) 속세를 떠나서 산의 나무 위에서 살았기 때문에 「소부」라는 이름이 붙었다고 함.
    허유: 고대 중국의 전설상의 인물. 초세속적(超世俗的) 사상을 가진 높은 선비.
15. 형설지공(螢雪之功)

(시사편)

1. IMF구제금융
2. 핫머니(Hot Money)
3. 파파라초
4. ①
   선불카드는 일반 기업체에서 발행되며 금액도 1~10만원 정도의 소액이다.
5. ①
6. ④
   ①은 대통령직속 자문기구 ②는 문화체육부 산하이다.
7. ③
   ①정당에 의한 정치 활동은 가능하지 않다. ②초대 행정장관은 동젠화이다. ④홍콩달러와 중국 인민페가 동시에 통용된다.
8. ③
9. ③
   ③은 프랑스 작가 앙드레 말로의 작품이다.
10. ①
11. ②
    미디어 밸리는 3조 5천억 원을 들여 98년까지 인천 송도 신도시를 매립, 2002년까지 대기업과 국내 소프트웨어 벤처기업 5백여개를 입주시켜 국내 정보통신 산업의 메카

로 조성한다는 내용의 민관공동 프
로젝트이다.
12. ④
   CT-1은 가정용 무선전화이고, CT-
   2는 발신전용 휴대전화이다.
13. ②
   ②는 스위스의 국제경영 개발원.
14. ④
   주가지수를 팔 권리는 풋 옵션이라
   한다.
15. ③
   '페소'는 멕시코의 화폐단위이다.
16. 전자화폐(electric money)
17. 뇌물방지협약:OECD(경제협력개발
   기구) 29개 회원국과 5배 비회원국
   등 34개국이 97년 12월 파리 OE
   CD 본부에서 국제 뇌물행위에 관련
   된 기업이나 기업인들을 제재하는
   내용의 뇌물방지협약에 서명하고 이
   에 관한 각료선언을 채택.
18. 무디스
19. ④
   '소비자 파산'제도는 과다한 채무로
   절망에 빠진 개인을 경제적으로 갱
   생시키는 법적 구제책으로 '사기파산
   죄'가 적용될 경우 최고 10년 이하
   의 징역형에 처해진다.

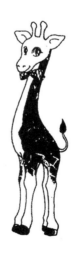

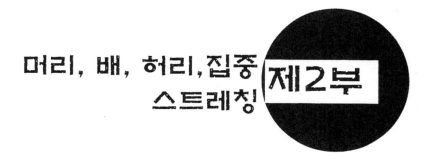

머리, 배, 허리, 집중 스트레칭

제2부

방안에서 누구나 시간과 장소의 구애 없이 공부방이나 자기가 누뉘있을 장소에서 할수 있는 운동이다. 특히 머리, 허리가 아프거나, 뱃살이 많은 사람에게 허리와 배근육 근육을 강화 시키며, 따라서는 교정도 된다.

자세와 요령

ㄱ.그림과같이 양 손은 깍지를 끼고, 팔을 베개 삼아 똑바로 눕는다.
 양발은 엉둥이쪽으로 당기고 허리를 땅 (바닥) 에 붙이고, 엉덩이에 힘을 준다. 엉덩이에 힘을 주며, 항문을 조였다 폈다 하면서 히프를 올렸다 내렸다를 한다. 이렇 게 하나에서 여덟까지 속으로 구령을 맞춰 실시한다.
ㄴ.그림과 같은 자세에서 양발끝만 올렸다, 내렸다.전과 동일하게 구령에 맞춰 실시.

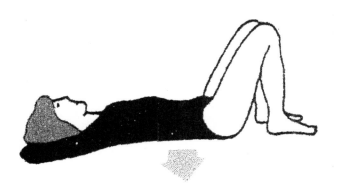

자세와 요령

ㄱ. 그림과 같이 팔베개를 한채, 한쪽 다리는 쭉 뻗고, 한쪽 다리는 발끝을 엉덩이 쪽으로 오무린다. 그리고 쭉뻗은 발끝을 세우면서, 고개를 약간 들어 쭉뻗은 발끝을 본다. 이렇게 목과 발을 올렸다 내렸다 전과 같이 구령에 맞춰 8회 실시

ㄴ. 다리를 바꿔서 전과 동일하게 실시

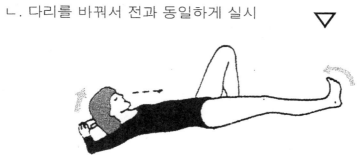

자세와 요령

ㄱ. 그림과 같이 양팔은 바닥에 대고, 한쪽 발끝은 엉덩이 쪽으로 당겨 몸의 중심을 잡는다. 한쪽다리는 쭉 뻗는다. 다음 쭉뻗은 다리의 무릎을 얼굴쪽으로 당긴다. 동시에 고개를 올려 코와 무릎을 마주하면서, 호흡을 내 뿜는다. 이렇게 전과 동일하게 구령에 맞춰 8회 실시

ㄴ. 전과 동일하게 발을 바꿔 실시.

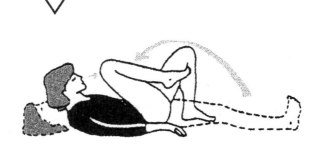

179

자세와 요령

ㄱ.무릎 꿇고 엎드린 상태에서 그림과 같이 오른 쪽
으로 양 손을 옮겼다, 원위치로 돌아간다.
ㄴ.반대 방향으로 4회 실시한다.

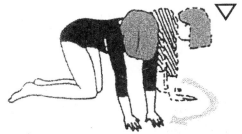

자세와 요령

ㄱ.준비자세는 전과 동일하다. 이번에는 그림과 같이
한쪽 다리를 위로 올려 발끝을 원을 그려 돌린다. 8회
실시.
ㄴ. 반대로 발을 바꿔 실시한다.

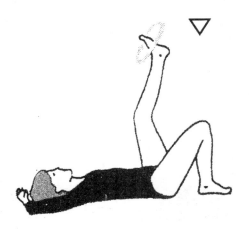

자세와 요령

ㄱ. 그림과 같이 양손은 머리를 바치고, 한쪽다리는 엉덩이 쪽으로 오므려 몸의 균형을 잡는다. 그리고 한쪽 다리는 쭉 뻗는다. 한쪽 뻗은 다리의 무릎을 앞으로 당기며, 동시에 반대쪽 발굽과 마주한다. 이렇게 8회 반복 실시

ㄴ. 팔과 다리를 바꿔 8회 실시한다.

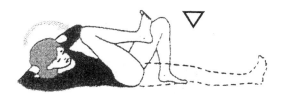

자세와 요령

ㄱ 그림과 같이 똑바로 누운 자세에서 양무릎을 앞으로 올린다. 양 손바닥을 양 무릎에 댄다. 동시에 고개도 든다.

이어서 원위치로 돌아왔다가 다시 시작한다. 이렇게 반복 8회 실시.

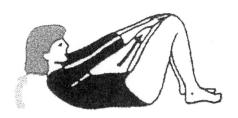

181

자세와 요령

ㄱ. 전과 같은 자세에서 이번에는 한쪽 손은 머리를 바쳐 머리를 지탱하여 중심을 잡는다. 한쪽 손을 세운 무릎 밖을 댄다. 이렇게 구령에 맞춰 4회 실시.
ㄴ. 반대로 손을 바꿔 4회 실시.

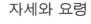

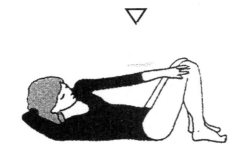

자세와 요령

ㄱ.전과 같은 자세에서 .한쪽다리를 들어 반대편 손을 뻗어 발등에 손끝을 댄다.원위치로 왔다가 다시 다시 반복 4회를 한다. 그것이 힘들면 고정한채 .4초로 지탱한다.
ㄴ.발과 손을 바꿔 같은 방법으로 실시한다.

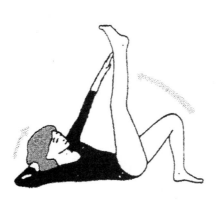

182

.자게와 요령

ㄱ. 그림과 같이 엎드린 자세에서 한쪽 팔은 몸을 지탱하고 한쪽 팔을 짝편채 옆으로 던지면서 위로 올린다. 시선과 고개도 같이 손끝을 따라간다. 이렇게 반복 4-8회 실시한다.
ㄴ.손과 방향을 바꾸어 전과 동일한 방법으로 실시한다.

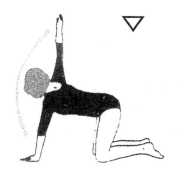

.자세와요령

ㄱ.이번에는 전과 같은 자세에서 그림과 같이 위로 뻗은 상태에서 어깨에서 수직으로 몸을 지탱한 왼손 앞으로 길게 내린다. 이렇게 4-8회 실시한다.
ㄴ. 반대로 손을 바꾸어 같은 요령으로 실시한다.

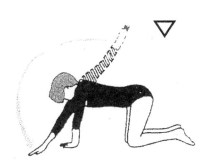

자세와 요령

ㄱ.그림과 같이 양 무릎을 양 팔로 가슴으로 감아 쥔 채
고개를 들어, 무릎에 입을 가져간다. 이렇게 머리를 바
닥에 내렸다 올렸다 반복한다. 4-8회 반복실시한다.

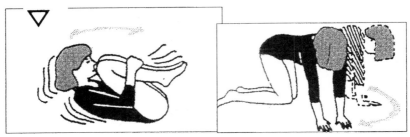

자세와 요령

ㄱ.그림과 같이 양손을 베개로 삼아 머리를 바쳐 고정
시키고 양 다리를 올려 자정거 바키 돌리듯 한다.
이렇게 4-8회 실시.

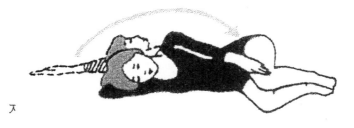

ㄱ. 그림과 같이 한쪽 팔은 머리에 베고 한쪽 팔을 머리위로 뻗
어 양무릎을 올린 상태에서 똑바로 눕는다. 이 자세서 양 무릎
을 옆으로 떨구는 동시에 머리 위로 뻗은 팔을 무릎족으로 내
려 가져간다. 이렇게 4-8회 반복실시한다.ㄴ,팔과 다리를 바꿔
전과 동일 실시.

184

자세와 요령

ㄱ. 양 무릎을 그림과 같이 엉덩이 쪽으로 끌어당겨 수직되게 한 후 발을 바닥에 붙인다. 이 자세에서 고개를 들면서 양 팔을 뻗어 한쪽 무릎 바깥쪽으로 양손바닥을 손벽치듯 모은다. 이렇게 4-8 회 실시한다.

ㄴ. 반대로 손과 목을 바꾸어 같은 방법으로 실시

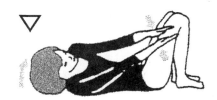

자세와 요령

ㄱ. 전과 같은 ㄷ자세에서 그림과 같이 양손바닥을 바닥에 붙이고 고개만 들어 한쪽 손바닥 끝으로 시선을 가져간다. 이렇게 구령에 맞추어 4-8회 반복실시.

ㄴ. 반대 방향으로 전과 동일하게 실시한다.

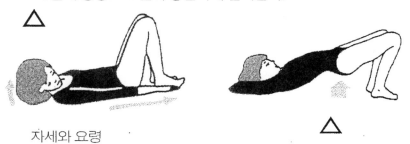

자세와 요령

그림과 같이 양손을 머리에 대고 양발을 엉덩이 쪽으로 만든다. 엉덩이를 위로 올렸다 내렸다. 구령에 맞춰 4-8회 실시한다.

자세와 요령

ㄱ.전과 동일한 자세에서 한번에는 양무릎을 가슴으로 바싹 당긴 자세에서 양발을 모은 채 우측 옆으로 떨구어 바닥에 댄다. 다시 원위치로 올렸다 내렸다 반복 4-8회 구령에 맞춰 실시한다.

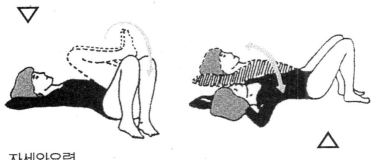

자세와요령

그림과 같이 양손을 머리에 받이고, 양발을 엉덩이에 바싹 당긴 자세에서, 이번에는 엉덩이와 양다리를 고정시킨채 상체만 옆으로 옮겼다 원위치로 반복한다. 이렇게 4-8회 실시한다.

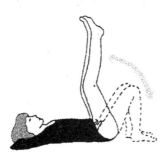

.자세와 요령

오금을 오무려 누운자세에서 양무릎을 펴면서 수직으로 올렸다 내렸다 4-8회 구령에 맞춰 실시한다.

.자세와 요령

그림과 같이 양손으로 베개삼아 고개를 들고 양무릎을 가슴까
지 당긴 자세에서, 옆 양다리를 모아 바닥으로 던진다. 이렇게
반복 4-8회 실시한다.

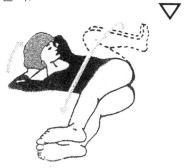

척추 강화법

1. 자세와 요령

ㄱ.그림과 같이 양손바닥과 양무릎을 바닥에 대고 세워 엎드린
다.
ㄴ. 허리를 올린다.(고양이 허리자세) 다음은 내려말등처럼 한다.
이렇게 4-8회 구령에 맞춰 반복실시한다.

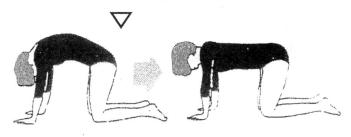

.자새와 요령

ㄱ. 이번에는 앞과 같은 자세에서 그림과 같이 오른 팔을 들어 앞으로 뻗는다. 동시에 왼쪽 다리를 뒤러 뻗는다. 이렇게 손과 다리를 바꾸어 반복 4-8회 실시한다..

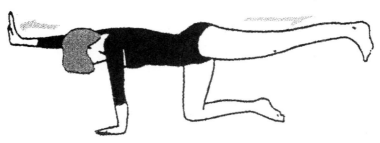

.자새와 요령

ㄱ. 앞과 같은 자세에사 머리는 바작으로 떨구고 왼쪽 다리는 약간 무릎을 앞쪽으로 당겨 든 자세에서 고개를 드는 동시에 왼쪽 다리는 동시에 발을 뒤로 내 뻗는다.
ㄴ, 반대로 다리를 바꾸어 같은 요령으로 실시.

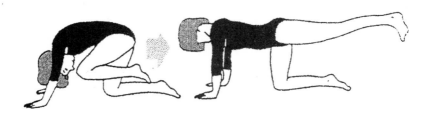

188

.자세와요령

ㄱ. 고양이등 자세에서 머리까지 바닥으로 떨군 체 양팔굽을 꺽어내리면서, 허리도 말 등 자세로 꺽는다. 이렇게 반복4-8회 실시한다.

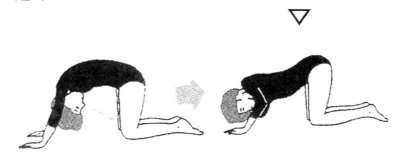

자세와 요령

그림과 같이 앞과 동일한 자세에서 팔을 앞으로 던진 상태에서. 배와 가슴이 양무릎에 닿게한다. 다시 원위치로, 이렇게 4-8회 반복하여 실시한다.

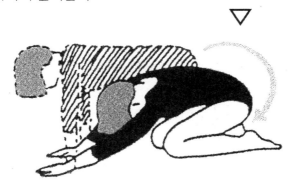

자세와요령

ㄱ.그림과 같이 말 등 허리자세
에서 왼팔과 왼쪽 다리 무릎으로
몸을 지탱하고 오른손과 오른쪽
다리를 동시에 왼족 밖으로 옮긴
다. 이렇게 반복 4-8회 실시한
다.
ㄴ.다리와 손을 바꾸어 전과 동
일하게 실시한다.

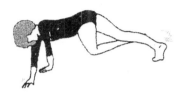

.지세와 요령

ㄱ.그림과 같이 말등 자세로 엎드린자세에서 으른손을 앞으로
쭉 뻗는다. 동시에 왼쪽다리를 뻗은 팔과 몸과 다리가 수평이된
다. 이렇게 4-8회반복 실시한다.
ㄴ.반대로 손과 발을 바꾸어 전과 동일하게 실시한다.

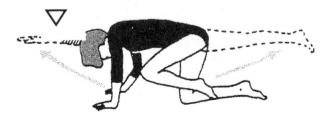

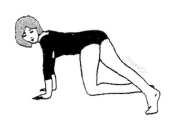

섹시한 몸매 S 라인 건강도 철철 머리도 팍팍

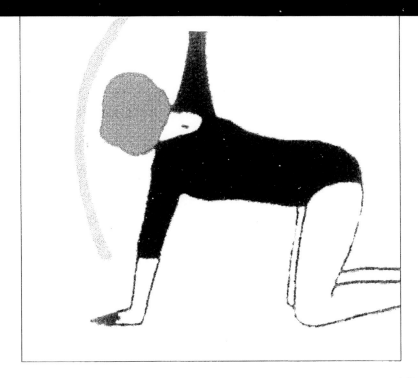

■ 편 저 대한건강증진치료연구회 ■

□ 나홀로 중풍 예방과 치료 길라잡이
□ 질병을 치료하는 자연식요법 길라잡이
□ 질병을 치료하는 식이요법 길라잡이
□ 경락 경혈 지압 접골 치료비법
□ 건강 보양식 먹거리 365
□ 침구임상학치료학 침ㆍ뜸 치료보감총서

말랑말랑 두뇌 스트레칭

2022년 6월 10일 인쇄
2022년 6월 15일 발행

편 저 대한건강증진치료연구회
발행인 김현호
발행처 법문북스
공급처 법률미디어

주소 서울 구로구 경인로 54길4(구로동 636-62)
전화 02)2636-2911~2, 팩스 02)2636-3012
홈페이지 www.lawb.co.kr

등록일자 1979년 8월 27일
등록번호 제5-22호

ISBN 979-11-92369-11-2 (13510)

정가 16,000원

이 도서의 국립중앙도서관 출판예정도서목록(CIP)은 서지정보유통지원시스템 홈페이지(http://seoji.nl.go.kr)와 국가
자료종합목록 구축시스템(http://kolis-net.nl.go.kr)에서 이용하실 수 있습니다. (CIP제어번호 : CIP2020009923)

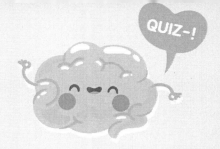

QUIZ-!

알쏭달쏭 추리퀴즈, 마술 같은 과학퀴즈, 영어 재치퀴즈!
머리, 허리, 뱃살의 스트레칭!

화가 치밉니까? 아니면 일이 잘 안풀리세요?
그렇다면 이 책으로 굳어있는 뇌부터 풀어주세요!
생각의 틀에서 깨는 창의력의 퍼즐로 푹 빠져보세요!
이것이 고귀한 건강 운동이기도 하죠.

재미있게 문제를 풀면서 뇌를 자극하여 논리력, 이해력, 집중력,
사고력 등을 키워 치매를 예방할 수 있는 책!
두뇌운동을 위해 퀴즈를 풀어보세요!

13510

9 791192 369112
ISBN 979-11-92369-11-2

16,000원